看護ワンテーマBOOK

がん専任栄養士が
患者さんの声を聞いてつくった

73の食事レシピ

川口美喜子 ＋ 青山広美 著

医学書院

はじめに

がん治療と栄養士の役割

　皆さんはじめまして。管理栄養士の川口と申します。当院では、2006年4月にがん専任栄養士（青山）を配置し、協力しながらがん患者さんへの食事支援に取り組んでいます。

　管理栄養士としてがん患者さんにどのような支援を行なうかについては、大きく分けて3つの時期があります（**図表1**）。1つはがんに対する積極的治療を行なっている時期の栄養療法としての支援です。免疫能力の低下を予防し、全身の治癒環境を整えること。そして、治療中の日常生活に耐える体力を維持するために、栄養状態を維持・管理することが目標となります。もしも経口摂取による栄養量でその目標を達成することができなければ、経管栄養、もしくは静脈栄養によって、積極的な栄養管理を実施する必要もあります。

　次に、再発、転移などのために血液炎症反応が高値となり、食欲が低下し、全身の体力が消耗する悪液質の病態に陥る時期の栄養管理があります。ここでは体重減少や食欲低下を認めるため、患者さんにとってより食べやすく、また、エネルギーや栄養価の高いメニューを提案することで病態の改善を目指すこととなります。

　3つ目に、終末期を迎えられた患者さんへの食事支援があります。経口摂取も難しく、栄養障害となることが多くなるこの時期においては、栄養状態の維持・管理もさることながら、患者本人と家族の「食に対する思い」をできるかぎり受け入れ、「食べる喜び」を提供するという、QOL向上の視点が重要となります。

図表1　がん患者の病期と食事・栄養支援

食事・栄養支援の内容	● 治療に耐えうる体力維持のための栄養状態の維持・改善 ● 免疫能の低下防止 ● 必要な場合は、経口摂取と並行して経管栄養や静脈栄養を行なう。	● 食欲低下、体力消耗を改善する食事 ● 高エネルギー、栄養価の高いメニューで病態改善を目指す。	● 経口摂取困難、栄養障害に陥った患者の栄養状態維持・管理 ● 患者・家族の「食に対する思い」に応え、「食べる喜び」を提供する。
病期	積極的治療	再発・転移・悪液質	終末期

栄養バランスも考慮しつつ、「食べる喜び」を支える

　どの病期にある患者さんであっても、栄養士が患者さんの心を支えるような食事を提案することで、栄養状態、ひいては全身状態の改善をみることがあります。治療による有害事象など、さまざまな原因によって食事をとることができない患者さんに、私たちはできる限り「食べる喜び」を提供できるよう、メニューを試行錯誤し続けてきました。がん専任栄養士の設置は、そうした取り組みのなかで、「患者さんの思いに寄り添って食事を考える」専門家の必要性を感じたことによるものです。

　がん専任栄養士は、がん患者さんの思いに寄り添うと同時に、患者さんの有害事象や食べる機能に応じ栄養状態を維持するためにエネルギー、たんぱく質や各種の栄養素、水分の補給を満たすメニューを検討します。患者さんの希望は非常に多岐にわたります。「麺類が食べたい」「寿司が食べたい」「果物が食べたい」「酢の物が食べたい」という要望がある一方で、「病院食に飽きた」「肉（or魚）のにおいが気になる」といった、「○○が苦手（食べたくない）」という要望もあります。

　こうした要望に単純に応えているだけでは、糖質や食物繊維は摂取できても、たんぱく質、脂肪や微量栄養素が欠乏してしまうことがしばしばあります。これらの栄養が欠乏すると、免疫能の低下に起因する感染症などの懸念も高まります。当院で考案したバランスマット（図表2）は、必要な栄養素を過不足なく食事から摂取していただくための工夫の1つです。

　患者さんの病態や思いに寄り添った食事を提案するためには膨大な知識が必要です。治療とそれに伴う有害事象、調理や食材と嚥下機能や消化機能の関連、手術後に残された機能と食事の形態や味付け、そしておいしい食事を作るための調理の知識を総動員する必要があります。

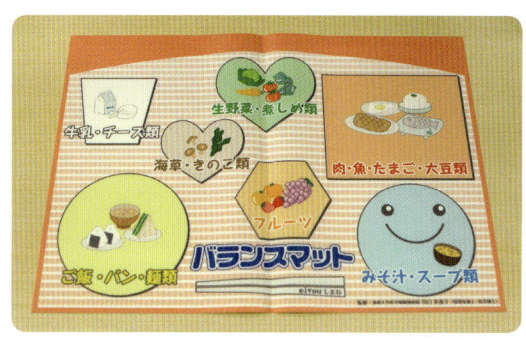

図表2　当院作成のバランスマット

ランチョンマットをご希望の方は、下記までお問い合わせください。1枚400円（税込）＋送料で販売、10枚以上購入で割引があります。

［お問い合わせ・購入先］
(有) 大田美工　［担当：大田邦夫］平日 9:00 ～ 17:00
〒693 − 0054　島根県出雲市浜町 290 − 2
TEL 0853-25-1221　FAX 0853-25-1233

信頼関係が、
患者さんに受け入れられるレシピを生む

　こうしたきめ細かい食事援助の背景には、摂食嚥下機能を判断し、食べることの細かな提案をくれる言語聴覚士、薬剤の副作用と食事の関連情報の提案をしてくれる薬剤師、食べる時のポジションや呼吸に関し指示をくれる理学療法士、検査値から栄養状態の評価をしてくれる臨床検査技師、患者の家庭環境等を知らせてくれるメディカルソーシャルワーカーといった、多くのスタッフとの連携があります。

　特に看護師さんからの情報提供は、患者さんの要望に応じたレシピを考えるうえで非常に重要です。「今日は、気分よさそうよ」「口唇が痛くて、少し口が開きにくいかなあ」「右手が曲げにくそう」などといった患者さんの日ごとの情報を知ることで、例えば口に入れやすい「スティックおにぎり」（**写真**）を提案したことによって食事量をしっかりと確保できた、という事例もあります。

　入院患者さんにとって、その時に必要なメニューをつくっていくためには、長い時間を共にベッドサイドで過ごし、信頼関係を築いていくプロセスが大切です。管理栄養士（川口）とがん専任栄養士（青山）がある患者さんの信頼を得るまでに、1か月以上を要することも少なくありません。患者さんが食事を口にされるまでには、ひとつひとつのメニューに患者さんとともに作り上げてきた心に残るストーリーがあります（次ページより、そのストーリーのいくつかをご紹介します）。

　今回、これまで私たちが提案してきたメニューをまとめる機会を得ました。食事・栄養治療を管理し、支える医療者と家族にとって、そしてその家族と患者が、食べることを諦めないためにも、私たちががん患者さんとともに作り上げた「命をつなぐ食事メニュー」をお手元に置いていただければ幸いです。

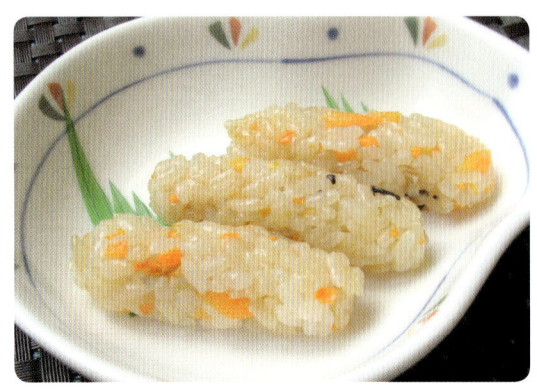

スティックおにぎり

story
「食べる喜び」を支え続けることの意味

エピソード1
食べられなくても、思いに応える食事

　大量化学療法による骨髄抑制、下痢・嘔吐、腹痛、口内炎、食欲低下を認めた小児がんの女児。治療のため、食事は小児用加熱食（生卵、生野菜、果物、刺身など生ものを使用しない、過熱した食事）が継続していたところ、「病院の食事をほとんど食べないけど、これでいいのかなあ」と看護師から相談があった。

　私（川口）は、ベッドサイドに立ち、ベッドの上でおもちゃ遊びをしている女児とお母さんに話しかけたが、打ち解けた雰囲気にはならず、何を話したかはほとんど覚えていない。「またうかがいますね」と病室を出たときには、なんとか食事を食べてもらわなければという焦りと、この患者の栄養状態をどうすれば守れるのかという切ない気持ちがあった。

　日を改めて、がん専任栄養士（青山）と共に訪室した。付き添いのお母さんは「家でも好き嫌いが多くあまり食べない」「長期の入院で病院の食事は飽きた」と、病院食への期待はないようだった。この日も結局女児とは一言も話すことができなかった。「病院食を食べてもらうためのお手伝いをしたいので食事についての希望をお聞きしたい」とお母さんにお伝えすると、「希望を伝えるとそればかり出してくるから、言いたくない。常識で考えたらわかりそうなものなのに」と、強い口調でおっしゃられた。

　女児、そしてお母さんとも十分に打ち解けていない状態ではあったが、まず、口内炎のある女児のために刺激が少なく口の中がすっきりするようなゼリーやシャーベット（**写真**）の提供を続け、できるかぎり女児の抱える辛さに対応するようにつとめつつ、要望には迅速に対応するようにかかわった。しかし、幾度訪室を重ねても女児はお母さんや親しい看護師さんとは話すものの、私たちと打ち解けてくれなかった。

　それでも青山は女児を毎日訪室した。あるとき、お母さんから教えてもらった女児のよく見るテレビ番組を話題にしたところ、初め

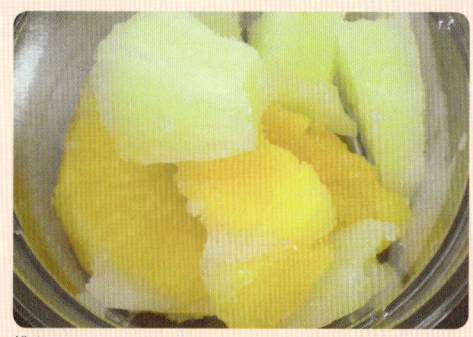

桃とみかんのシャーベット

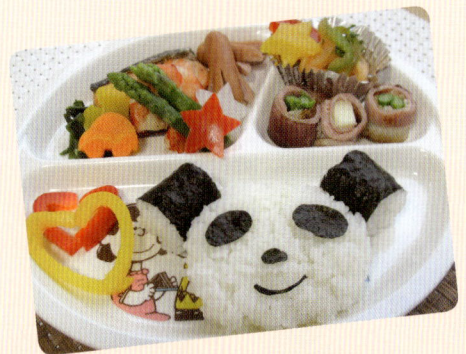

お子様ランチを出したときの女児の笑顔が忘れられない

て女児がにっこりと笑ってくれた。その後は、食事の話題よりも女児の話したいことをゆっくり聞くようになった。少しずつ話す時間が長くなり、帰り際に「帰らないで」と涙を流してくれることもあった。食事を少しでも食べるように、見栄えをよくしたお子様ランチ（**写真上**）の提供も行なった。盛り付けをとても喜んでくれて、「お子様ランチまた作って」と、はじめて食事の話題を口にしてもらうことができた。

この時期から、母親にも病院食への期待が生まれたように感じる。嫌いな野菜でもおいしく食べられるように好みのハンバーグに混ぜたり、ポタージュ［☞ **88ページ**］のなかに盛り込むなど、工夫した。次第に女児は食事を話題にするようになり、コミュニケーションも取れるようになった。

その後女児は再発し、化学療法に伴う嘔気、食欲不振、倦怠感、口内炎、脱毛、発熱などが生じた。ICUに入った後、造血幹細胞移植を施行したが数週間の絶食後に亡くなった。

ICUにて絶食中に「くず餅が食べたい」という要望があったため、女児の好きだった甘い黒蜜のくず餅（**写真下**）を出した。食べることはできなかったが「好きだったものを伝えたら、すぐに出してもらえた」という、お母さんからの言葉をもらった。

治癒を目指し闘病を続けているがん患者さんに、栄養士は患者の治療に伴う苦痛に寄り添い、「食べること」を支え続ける。患者さんにとって食べることが「喜び」となれば、その喜びがまた新たなメニューにつながる。

小児がんの患者さんは、ベッドの上でじっとしなければいけないことを理解できずストレスがたまっていることが少なくない。この女児も治療のため、好きなものを食べられないことへの不満を抱いていた。患者さん、家族の不安な気持ちに耳を傾け続けることの重要性を学び、「食事で患者さんを支える」という栄養士としての誇りを得ることのできた、忘れられない9か月のかかわりだった。

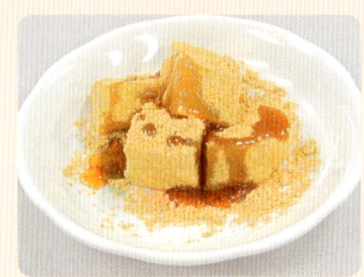

黒蜜のくず餅

エピソード2
患者さんの「食べる楽しみ」を想像できる感性

　骨肉腫瘍、肺がんの20歳代女性患者。大量化学療法による骨髄抑制、貧血、下痢、口内炎、食欲不振、予期性嘔吐と胃食道逆流炎があった。

　手術後、化学療法のための入院が何度かあったが、食事には制限はなかった。入院時には、化学療法開始前から予期性嘔吐による吐き気が強く出現し、食事への恐怖感も強まっていた。目の前で繰り返される苦しそうな嘔吐の姿に、そばに行くのも辛く感じ、「しっかり食べて治療に立ち向かってほしい」と心の中で思いながらも、食事のことを話せない日が続いていた。

　お話をうかがうと「煮物のふたを開けるといつも同じようなものばかりなのが嫌です。大根と人参とさやいんげんが、どん！　どん！　どん！　と入っているのをみると食欲がなくなります」と不満を訴えられた。化学療法後は、制吐剤を使用しても吐き気が強く、「好きなものでも"おいしそう!!"と思えない」「好きなものがない時は、食べなくても平気と思ってしまう」と言い、食事を運ぶ看護師さんの声、配膳車の音も嫌で、食事をすることそのものがすごく苦痛に感じるという言葉もあった。

　ある時、お見舞いに来た友達と本当に楽しそうに話す彼女が、「女性として今しかできないことがいっぱいあるのに、自分だけができないことが辛い」ともらしていたのを聞いた。そのとき、彼女が「病院の外では普通の女の子と変わらない生活をしている」という当たり前のことを改めて感じた。定期的な化学療法は、彼女の普通の生活を一時中断する治療である。普通の生活を中断されることは不安であり、ストレスであって当然だ。

　「食事で笑顔になってもらいたい」という思いから、がん専任栄養士の青山さんが彼女に寄り添い、共に食事を考えることにした。普通に生活していたら、この患者さんはどんな外食をするのか。お友達とはどんなお店に遊びにいくのか。それを考えてつくったのが、カフェ風ワンプレート食（写真）だ。「オシャレな食事でうれしかった」と言ってもらうことができた。

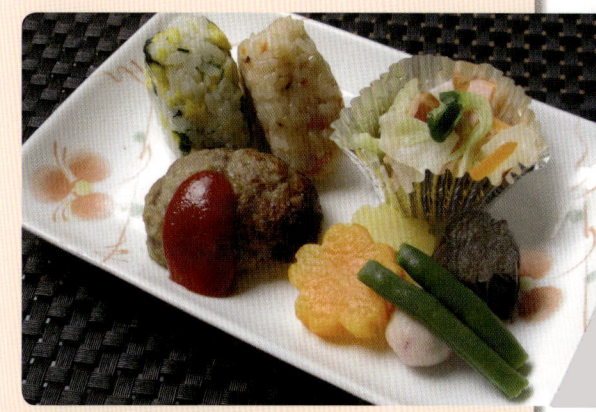

カフェ風ワンプレート食

最初は遠慮がちだった彼女だが、青山栄養士とのかかわりのなかで、いろいろな話をしてもらうことができた。近く、友達の結婚式があること。思い出をいっぱい残しておきたいけど、大切な式の最中に具合が悪くなり迷惑をかけるのは嫌だ。これから、どうなってしまうのか、また仕事ができるのか、結婚はできるのか。まだまだいっぱいしたいことがあるのに、何もできない。できないことがありすぎて不安でたまらない。そんな彼女の辛さ、痛み、不安を聞いた。

　体力をつけることを目標に好きなメニューを取り入れ、和え物や煮物も少しずつ献立に加え、食べられる物を増やしていった。食事の質と栄養量は減らさないように気をつけながら、見た目のよい、きれいな食事を心がけた。また、どうしても煮物中心になりがちな病院食のなかで、ポテトベーコンやポタージュなどのスープ類、茶碗蒸し、サラダなどを多くし、20代の女性である患者さんの食べる意欲を上げるよう努めた。にんじんを星型に抜くなどひと工夫をすると、「女の子はこういうかわいいものが好きですよねぇ。本当にうれしかった」と笑顔で話してくれた。好きな一品があるととても喜んで食事を完食され、患者さんは治療中も食べることができるという自信を得ることができた。「最近は体調がいい気がする」と、友人の結婚式を楽しみにされるようになった。

　栄養士として、がん患者さんの生活環境や食環境を取り入れた病院の献立にないものを発想し、「食べる楽しみ」を提供できたこと、そしてこのことが患者さんの心に通じたことが私たちの喜びともなった。20回近い化学療法を終え、経過観察となった患者さんが漏らした「食べられるって本当に幸せなんだなぁ」という言葉が心に残っている。

エピソード3
食事のことを考える余裕のない患者さんに寄り添う

　結腸がん、肝臓転移術後に肺転移し、化学療法治療を行なっている63歳の男性患者さんに、1年5か月にわたってかかわった。不安、疼痛コントロール、るいそう、体力低下のため食事摂取が困難だった。腹部膨満感があり、病気の不安、体力に自信がない、長期入院のためのストレスなどのため食欲不振があった。食事・栄養治療にも期待がもてなかった。

　看護師さんから、「もう食べられるはずなんだけどね……。食事をしっかりとって栄養状態を改善してもらわないと予定の治療も実施できず、家に帰ることも難しい」と相談があった。初めて会った時は、点滴棒を持ちながら

「この栄養（高カロリー輸液）で何とか生きとる」と話し、化学療法の副作用の辛さから、食べることを拒否しているようだった。

ひとまず、飲みやすい栄養剤を患者さんと共に選ぶことからはじめた。食事を口にされるが量はどうしても増えない。患者さんにも「食べたい」という希望はあったが、なかなか食が進まないもどかしさがあった。

栄養状態の改善のために食事量をアップし、点滴による栄養補助を減らしていくには、食事に工夫が必要と考え、がん専任栄養士（青山）が個別に対応することになった。患者さんは近寄りがたい雰囲気で、会話もつながらず、信頼を得るまでの期間は長かった。話を聞いても「食欲がないので、食べたい物を聞かれても何も思いつかない」「食事のことは前にも話したことはあったけど何も変わらないし、何のために聞くのかわからない」と、不満は募っていた。

青山栄養士は患者の雰囲気に圧倒され、なかなか病棟へ行くことができなくなったが、こつこつとレシピを検討し、食事提供を続けた。そうすると、患者さんからだんだんと「食べんと元気にならんから、食べられるようになって元気になりたい」と要望を口にされるようになった。

「普通の家庭の食事が食べたい」という要望に八宝菜［☞ 50ページ］、酢豚、天津飯［☞ 34ページ］などの中華料理、ハンバーグ、干物［☞ 63ページ］など、病院食では一般的に提供されないメニューを多く出すようにした。そうして

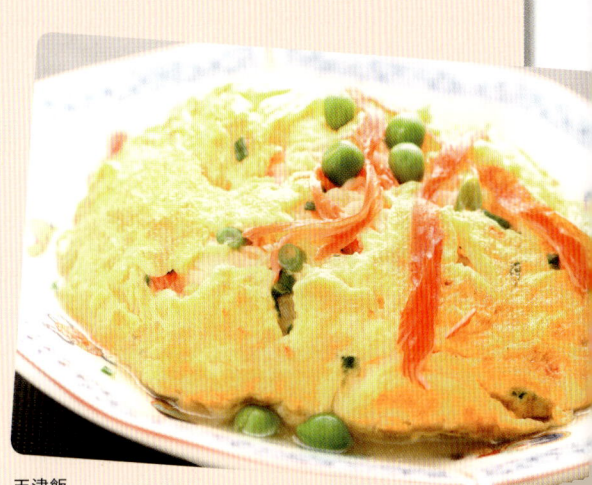
天津飯

いるうちに、病室に会いに行く度に「この前の○○○はおいしかったよ」「あの和え物はどうやってつくったの」と食事の話をしてくれるようになった。食事の希望をうかがったときには素早く対応し、確実に期待に応えることが、患者との関係性を良くしていった。

介入期間が長くなるに従い、病院の食事を食べてくれるようになった。栄養状態が改善し、予定の治療を終えられて退院される前に病棟にうかがうと「食べんといけんなと思った」「せっかく考えてつくってくれとるから、自分も食べるようにしているよ」と話してくれた。初めてお会いしたときの苦しい表情が笑顔となり、3人で写真を写させていただいた。再々入院の時にも経口摂取困難な状況になるまで私たちの介入を望まれ、最期の時まで対応できたことが私たちの誇りとなった。

目次

はじめに ... 002
Story「食べる喜び」を支え続けることの意味 ... 005

主食

001	むせないパン粥	014
002	焼きおにぎり	016
003	いなり寿司	018
004	パスタムース	020
005	ふわふわお好み焼き	021
006	ふわとろオムライス	022
007	ナポリタン	024
008	粒粒うどん	025
009	カラフルサンドイッチ	026
010	ちらし寿司	028
011	軍艦巻き	029
012	うな重	030
013	ライスバーガー	032
014	天津飯	034
015	寒天寄せそうめん	036
016	しょうゆラーメン	037
017	焼きそば	038
018	焼きうどん	040
019	割り子そば	042
020	野菜入りおじや	043
021	洋風春野菜おじや	044
022	温泉卵入りおかゆ	045

主菜

| 023 | 白身魚のふわふわ卵焼き | 046 |
| 024 | 手羽先の照り焼き | 048 |

025	八宝菜	050
026	麻婆豆腐	051
027	おから団子	052
028	彩り蒸し豆腐	054
029	豆乳茶碗蒸しのそぼろあんかけ	056
030	焼き鮭のおろし添え	058
031	白身魚の煮つけ	060
032	サバの味噌煮	062
033	かれいの干物	063
034	魚のすり身のゼリー寄せ	064
035	魚のおろし包み	065
036	揚げギョウザ	066
037	軟らかフィッシュバーグ	067
038	野菜たっぷりがんもどき	068
039	だし巻き卵	070
040	明太子入り卵焼き	072
041	ハムエッグ	073
042	居酒屋風串焼き	074
043	手づくりシウマイ	075

副菜

044	じゃがいもスープ	076
045	とろろ芋	078
046	白菜の漬物	079
047	大根おろしのかつおぶしかけ	080
048	きゅうりとワカメとエビの酢の物	081
049	キャベツの漬物	082
050	浅漬け三種盛り	083
051	サツマイモのオレンジ煮	084
052	卵豆腐	086
053	温泉卵	087

054	かぼちゃの簡単ポタージュ	088
055	刺身ゼリー	089
056	長芋そうめん	090
057	エビと春雨のサラダ	091
058	豚肉のしゃぶしゃぶ梅マヨかけ	092
059	茶碗蒸し	093
060	ごま豆腐	094
061	コーンスープ	095

間食・飲み物

062	じゃがいも餅	096
063	おはぎ	098
064	長芋おはぎ	099
065	フルーツサンドイッチ	100
066	フルーツヨーグルト	102
067	フルーツ盛り合わせ	103
068	生オレンジジュース	104
069	ココア＆抹茶ミルク	105
070	紅茶＆くず湯	106
071	ぶどうゼリー＆オレンジゼリー	107
072	溶けないアイスクリーム	108
073	七夕ゼリー	109

患者さんの要望に合わせたレシピづくりのヒント ... 111
逆引きINDEX ... 122

撮影　安部俊太郎
装丁・本文デザイン　加藤愛子（オフィスキントン）

患者さんの声を聞いてつくった73のレシピ

recipe no. 001

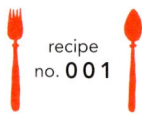

むせないパン粥

こんな方に……

パンを食べたい　嚥下困難　口内炎　開口困難

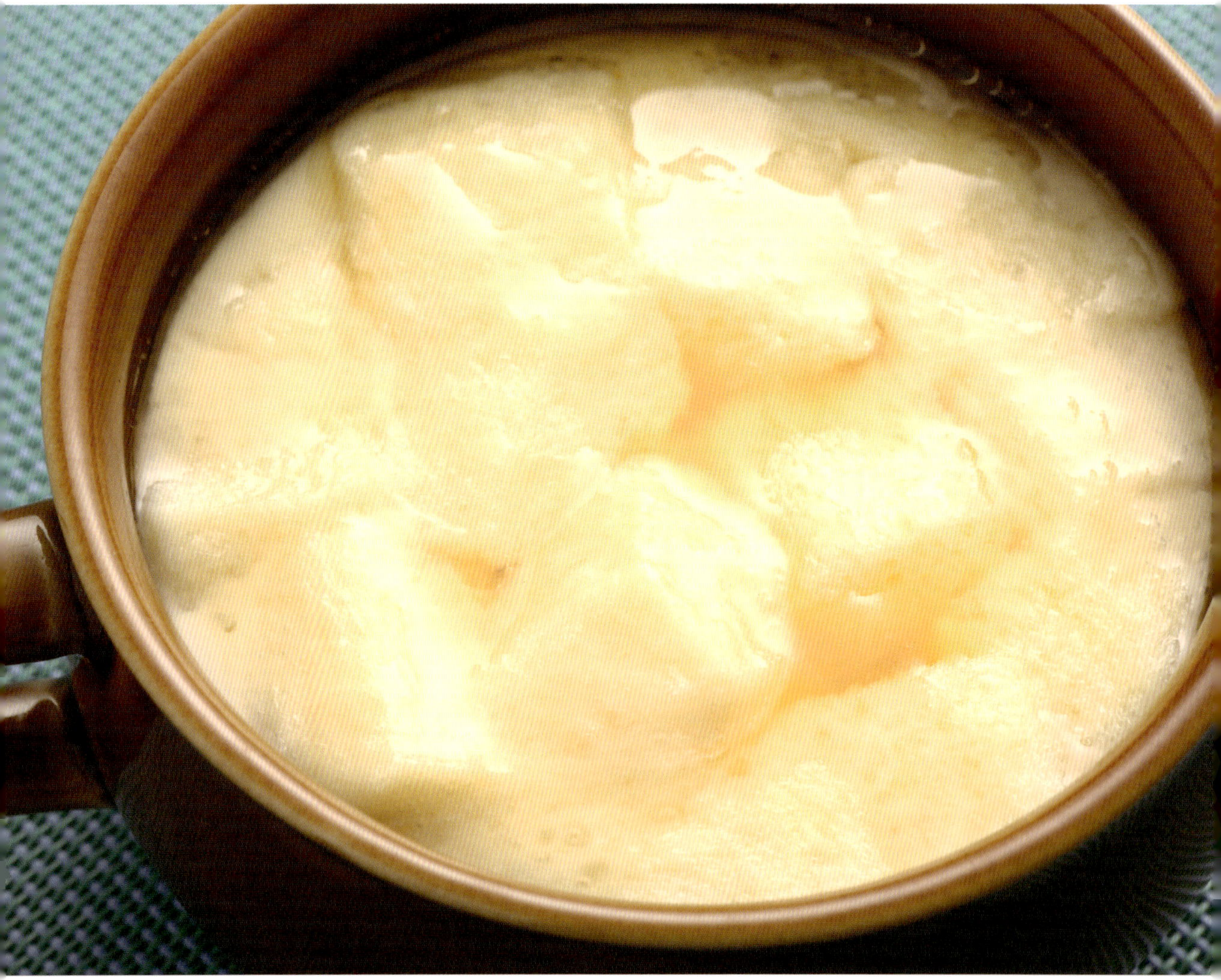

一人当たりエネルギー……285kcal　★たんぱく質 13g　★塩分 0.6g

材料（2人分）

食パン……6枚切り×1枚
卵……1個
砂糖……大さじ2
牛乳……300cc
はちみつ……10g

つくり方

1. パンの耳は落とし、サイコロ状に切る。
2. 卵、砂糖、牛乳、はちみつを混ぜ合わせて茶漉しで漉す。
3. パンを2の卵液に浸し、浸み込んだら鍋に入れて弱火でコトコト煮る。または、器に入れて蒸す。
4. 仕上げにはちみつをかける（ただし、甘いものが苦手な人にはかけない）。

story

食道に狭窄があり、飲み込みに問題がある方に、パンを楽しんでいただけるよう工夫したレシピです。パンが大好きな患者さんが、飲み込みに障害があり、「パンはむせるから食べられない」と諦めてしまうことがあります。主食はできるだけたくさん食べたいと考える患者さんは多いため、「ご飯におかゆがあるなら、パンもおかゆのように調理したら」と考えました。

実際に提供してみると「軟らかくてふわふわしておいしい」と多くの方から歓迎されました。開口障害の患者さんには、さらにミキサーにかけて提供したところ、ふわふわのムース状になり、とても喜ばれました。ほんのり甘く、間食としても喜ばれるメニューです。

 ポイント

ミキサーにかけると少し水分が出るため、嚥下障害のある患者さんにはソフティア2ゲル［☞**110ページ**］で固めて提供します。

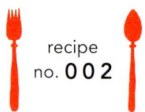

recipe no.002

焼きおにぎり

こんな方に……
ご飯のにおいが気になる　あっさりしたものが食べたい
食欲不振　味覚の変化

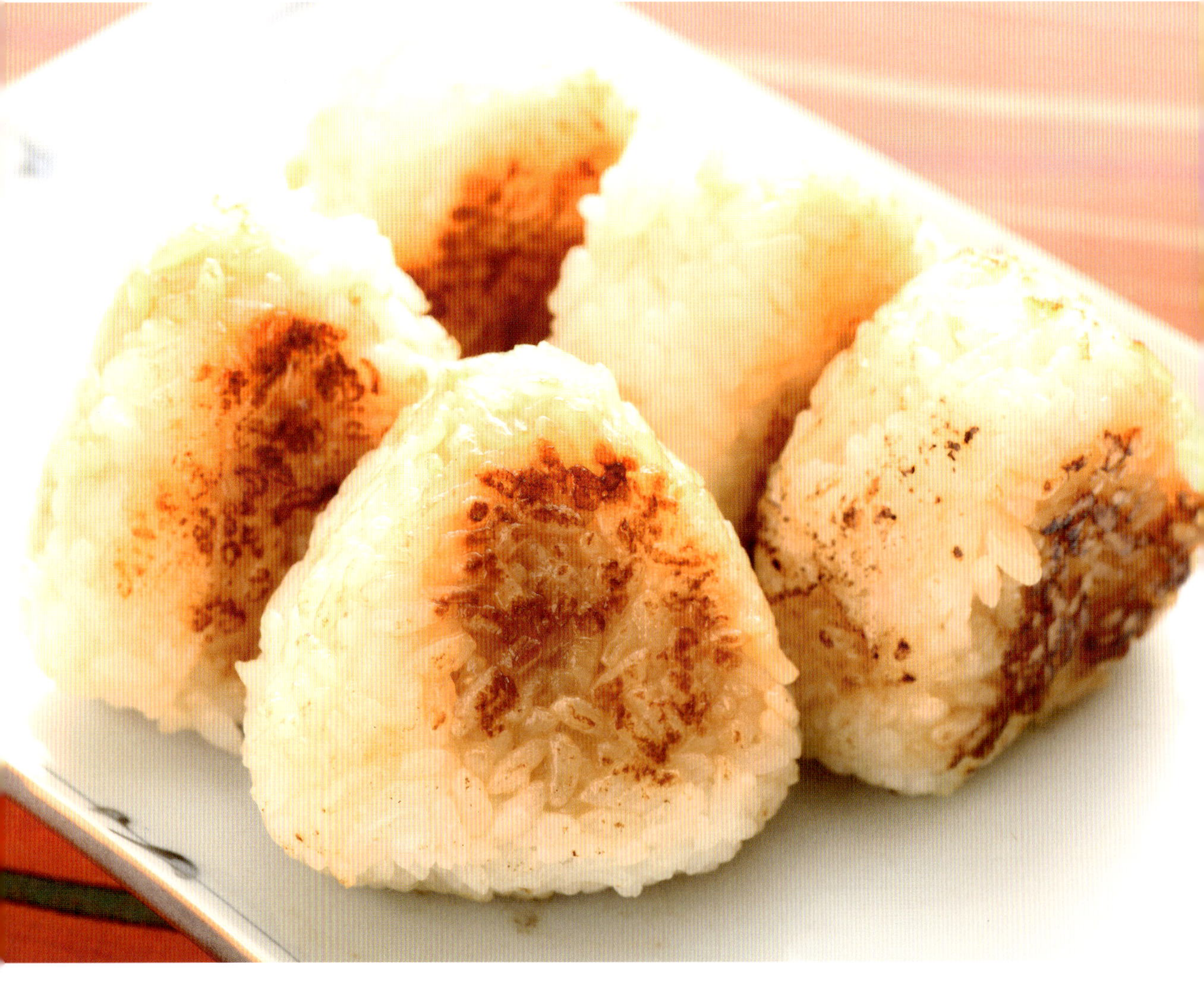

一人当たりエネルギー……**252**kcal　★たんぱく質**4.2**g　★塩分**0.8**g

材料（2人分）

ご飯……300g
しょうゆ……小さじ2
みりん……小さじ2
油……少量

つくり方

1. しょうゆとみりんを鍋に入れて火にかけ、タレをつくる。
2. ご飯に1のタレ半量を入れて混ぜ、三角おにぎり4個を握る。
3. フライパンに薄くサラダ油を熱し、おにぎりの両面を軽く焼いてから、残りのタレを両面につけて香ばしく焼く。

story

白飯はにおいが気になる、食べにくいという患者さんには、おにぎりや炊き込みご飯などを出します。普通のおにぎりだけでは飽きてしまう方もおられるので、変化をつけるために焼きおにぎりをつくりました。特に、ご飯のにおいが気になる方には食べやすいメニューです。

また、食欲がなく、食事が配られてすぐに食べられない患者さんには、時間が経過して冷えてもおいしい物、箸を使わないでも食べられる物が好まれます。そうした患者さんには、このメニューは大好評です。

主食

ポイント

しょうゆのこげた香りが食欲をそそるので、おにぎりの表面はこんがりと焼きます。味をしっかりさせたい時には、レシピどおり、ご飯にタレを混ぜ込みますが、タレを混ぜ込まず表面だけに塗りながら焼くと、表面は香ばしく、中はふっくらの焼きおにぎりに仕上がります。

ご飯が軟らかいときは、タレを少なめにします。冷たくなったご飯でも、つくる前に電子レンジで温めると、おいしくつくれます。味噌をつけて焼くと、また風味が変わって喜ばれます。

017

recipe no.003

いなり寿司

こんな方に……
ご飯のにおいが気になる　懐かしい味　少しでも口にしたい
食欲不振　味覚の変化

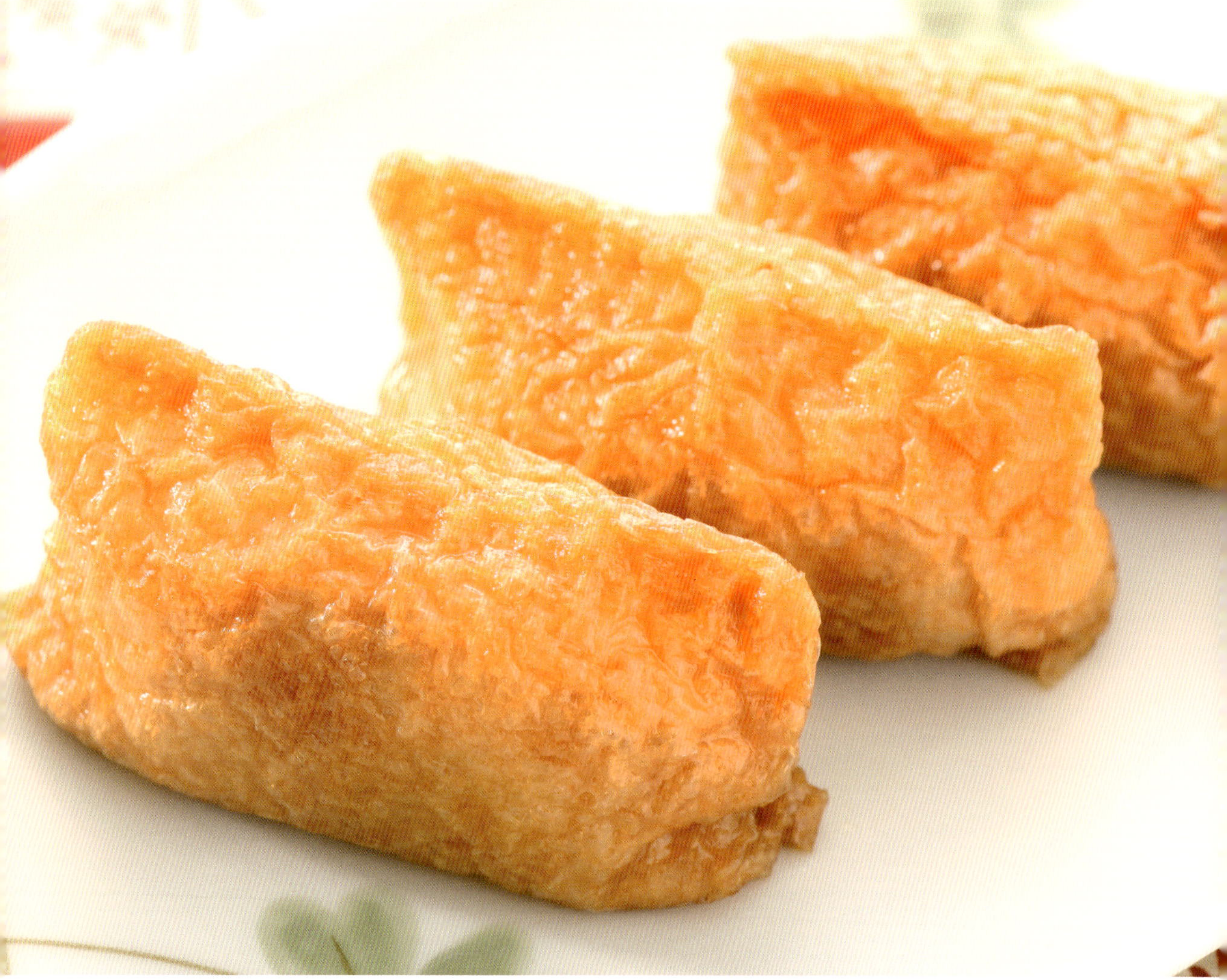

一人当たりエネルギー……**371**kcal　★たんぱく質 **9.1**g　★塩分 **2.0**g

材料（2人分）

[寿司飯]
ご飯……300g
酢……大さじ 1½ ┐
砂糖……大さじ 1½ ├ 合わせ酢
塩……小さじ 1/2 ┘

寿司揚げ……6枚
薄口しょう油……大さじ 3 ┐
砂糖……大さじ 2½ ├ 調味料
みりん……大さじ 2½ ┘
だし汁……適宜

つくり方

1. 炊飯器に昆布を敷き、ご飯を固めに炊く。炊き上がったら手早く合わせ酢を混ぜ合わせて冷ます。
2. 鍋に調味料と出し汁を入れ、味がしみるまで寿司揚げを煮る。
3. 味のついた寿司揚げに **1** の寿司飯を詰める。

story

食事トレーに載せたコメント用紙で家族の方と情報のやりとりをしたところ、「母の好物はいなり寿司です」と書いてありました。食欲がなく食べる量が少ないと聞いていた患者さんでしたが、いなり寿司を提供すると、「おいしい!!」と喜んで食べてくださるようになりました。

主食

 アレンジ

寿司飯に味つけした人参、ごぼう、竹の子などを入れたちらし寿司［☞ **28ページ**］を揚げに詰めて「五目いなり」にしても喜ばれます。煮物の残りを細かく刻んで寿司飯に混ぜれば、手間もかかりません。

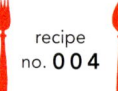

パスタムース

こんな方に……　何も食べたくない　軟らかいもの　嚥下困難　口内炎　食欲不振

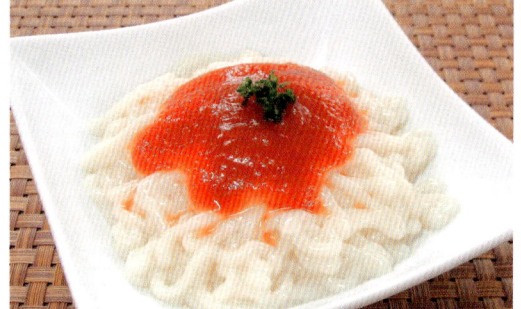

一人当たりエネルギー……**88**kcal
★たんぱく質 **2.7**g　★塩分 **0.7**g

材料（2人分）

乾燥パスタ……30g
塩……少々
パスタのゆで汁……90cc
ソフティア2ゲル……小さじ2
湯……大さじ2

［トマトソース］
トマトピューレ……40cc
たまねぎ……40g
トマトケチャップ……大さじ1弱
塩……少々
砂糖……小さじ2
水……大さじ1弱
コンソメ……1/2個

ポイント

袋に表示されたゆで時間より長くゆでて、芯が残らないようにするのがポイント。芯が残っているとミキサーにかけた時、滑らかさが足りなくなります。パスタにもよりますが、30〜40分ゆでると芯がなくなります。

つくり方

1. パスタを軟らかくゆでる（30〜40分程度）
2. ゆでたパスタをゆで汁とともにミキサーにかける。
3. 鍋に **2** と、大さじ2の湯に溶かしたソフティア2ゲル［☞110ページ］を加えてよく混ぜ、火にかけて80℃まで温める。荒熱を取ってビニール袋に入れ、冷やし固める。
4. ゼリー状に固まったら、ビニール袋の角に穴を開けて器に搾り出し、トマトソースをかける。

［トマトソース］
（市販のものでもOK。自作する場合は下記）
1. たまねぎはスライスしてから軟らかくゆでる。
2. 水、砂糖、コンソメを **1** に加えて火にかけひと煮立ちさせる。トマトケチャップとトマトピューレを加え、荒熱を取りミキサーにかける。塩で味を整える。

story

入院期間が1年近くと長く、入院生活に疲れた患者さん。コミュニケーションがなかなかとれず、食事のことを聞いても「いまは何も食べたくない」と言われるばかりでした。

ある時、「ケチャップ味のものが好き」と言うのでケチャップ粥を出してみたところ「おじやは嫌い」と言われてしまいました。そこで、ケチャップ味のパスタ風のこのメニューを提供したところ、「久しぶりに味を楽しめた」と喜んでいただけました。

ふわふわお好み焼き

recipe no. 005

こんな方に……
- 病院食に飽きた
- 軟らかいもの
- 食欲不振
- 吐き気
- 味覚の変化
- 嚥下困難

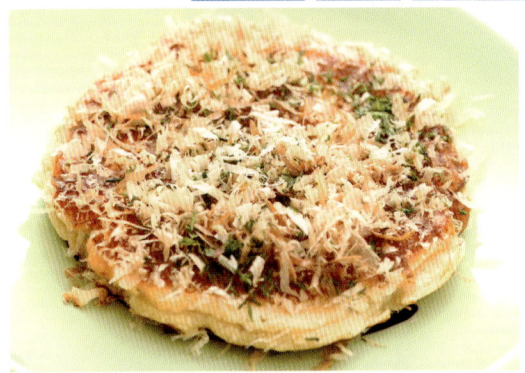

一人当たりエネルギー……**169**kcal
★たんぱく質 **8.3**g　★塩分 **1.0**g

材料（2人分）

長芋……60g
小麦粉……30g
豚挽き肉……40g
にんじん……20g
キャベツ……30g
卵……30g
だし汁……大さじ1½
ソース……大さじ1
しょうゆ、みりん、塩……少々
青海苔、かつおぶし……適量

つくり方

1. 長芋はすりおろし、にんじん、キャベツは細かく切り、軟らかくゆでるか、蒸しておく。
2. ボウルに **1** と卵、水で溶いた小麦粉、豚挽き肉、おろした長芋を混ぜ合わせる。
3. しょうゆ、みりん、塩で味を整えてフライパンで焼く。
4. 好みでソースを塗り、かつおぶし、青海苔を散らす。
（嚥下障害のある患者さんはかつおぶしが口腔内に張りつくので、お好み焼きが温かいうちにふりかけラップをかけてしっとりさせるとよい）

story

　食事をするとすぐに吐いてしまうので食べる量を減らしているという患者さん。食事の様子をみると、噛む回数も少なくあっという間に食べ終わっていました。嚥下障害が出ると、食事量はさらに減っていきましたが、食べたいという気持ちはあったので、まずは軟らかくて食べやすく、また消化のよいものからと考え、長芋をたっぷり使った軟らかいお好み焼きをつくりました。
　患者さんからは「お好み焼きを出してもらえるなんて思わなかった」「嚥下食になってから味がはっきりしないものが多かったので、こういうものはうれしい」と言ってもらえました。

recipe no. 006

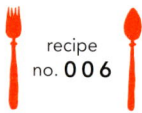

ふわとろオムライス

こんな方に……

病院食に飽きた　軟らかいもの　小児向け

嚥下困難　食欲不振　吐き気　味覚の変化　下痢

一人当たりエネルギー……264kcal　★たんぱく質 12.0g　★塩分 1.3g

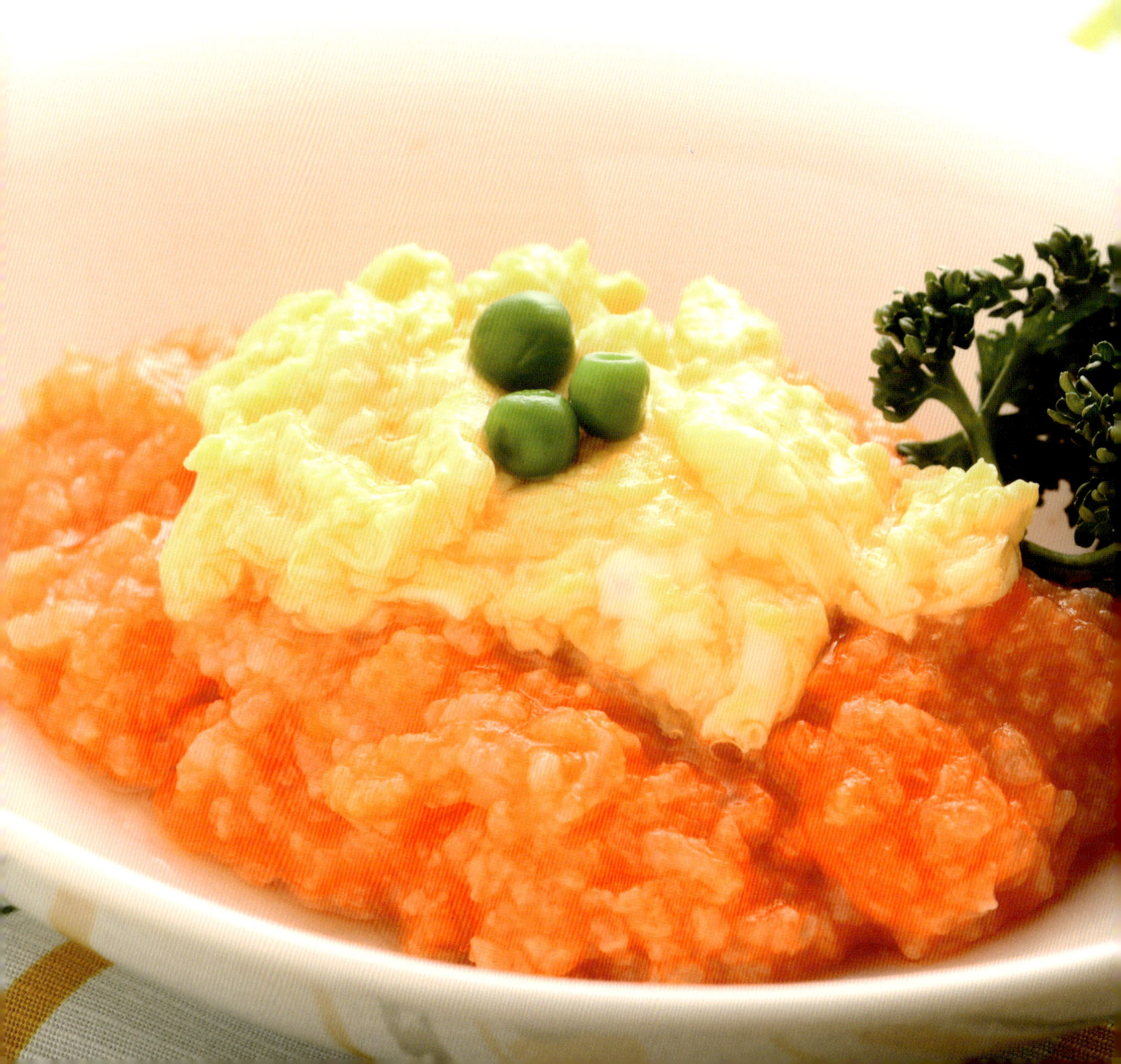

材料（2人分）

- おかゆ……200g
- 卵……1個
- 鶏肉……60g（口あたりを良くするため、包丁でよくたたいてミンチ状にする）
- たまねぎ……40g
- バター……8g
- にんじん……20g
- 生クリーム……20g
- 片栗粉……小さじ1弱
- 塩、こしょう……適量
- トマトケチャップ……20g
- コンソメ……適宜
- グリーンピース……少量
- パセリ……少量

つくり方

1. ご飯に水とコンソメを加え、軟らかくなるまで煮る。出来合いのおかゆを使うと時間短縮になる。
2. たまねぎ、にんじんはみじん切りにする。フライパンにバターを熱し、たまねぎ、人参、ミンチを炒め、塩、こしょう、ケチャップで味をつけ、**1**に加えて煮込む。
3. 卵に塩少々と軽くホイップした生クリームを加え、フライパンで炒める。
4. 器に**2**を盛り、**3**の卵をのせ、彩りにグリーンピースとパセリを飾る。

ポイント

生クリームとバターを使うことで、エネルギー量をアップさせると同時に食べやすくなります。油を使わずあっさり仕上げたい場合は、沸騰したお湯に塩をひとつまみ入れ、そのなかに卵液を流し入れ、浮いてきた卵をすくうと簡単です。

story

このレシピは、白血病患者の54歳女性Aさんと、甲状腺癌で食道切除、胃管再建術を行った76歳女性Bさんに提供したものです。Aさんは口腔乾燥、味覚障害、低栄養、食欲不振、下痢がありました。Bさんは、食欲不振、嘔気、嘔吐、うつ症状がみられました。

　当院の病院メニューにはオムライスがあり、多くの患者さんにとても喜んでもらえる人気メニューです。しかし、治療上、軟飯やかゆ食となっている患者さんには他のおかずが用意されることが多く、このレシピは、そうした方にもオムライスを楽しんでもらうために工夫したものです。

　「おかゆは食べやすくていいけど、毎回では飽きてしまう。たまには、違うものも食べたい」という、患者さんの声に応えるべくつくったメニューということもできるでしょう。かゆ食を指示されているときでも、ただのおかゆではなく、味つきのおかゆが食べられるのは、患者さんにとってうれしいことのようで、とても好評のメニューでした。

recipe no.007 ナポリタン

こんな方に……　何も食べたくない　味の濃いものが食べたい　懐かしい味　**食欲不振**

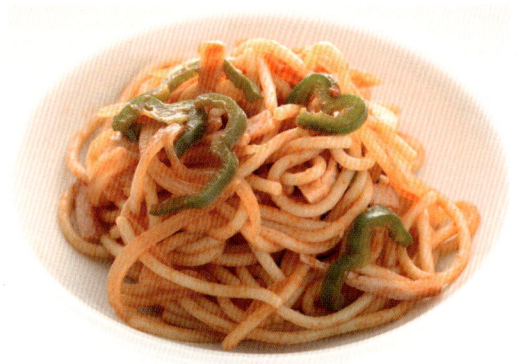

一人当たりエネルギー……**512**kcal
★たんぱく質 **23.4**g　★塩分 **2.5**g

材料（2人分）

- スパゲッティ……160g
- ロースハムスライス……40g
- たまねぎ……1/3個
- ピーマン……40g
- ニンニク……少量
- オリーブ油……大さじ1杯
- 粉チーズ……適宜
- トマトケチャップ……大さじ1½ ┐
- ピューレ……大さじ1½　　　　├ 調味料
- 塩、こしょう……適宜　　　　 ┘

つくり方

1. スパゲッティをゆでる。
2. フライパンにオリーブ油を熱しニンニクを入れ、ハムと野菜と調味料を加えて炒め、火が通ったらゆで上がった麺を入れ混ぜ合わせる。
3. 器に **2** を盛りつけ、粉チーズを振る。

story

　病院食では食欲のわかない患者さん。食事の希望を聞くと「食欲はありません。何を食べたいかもわかりません」「そんなに変わった料理を出してほしいわけではないけど……」と言います。そこで、ケチャップ味のナポリタンを提供してみたところ、普段の病院食にはない香りに食欲がわいた、ということでした。ケチャップを炒めた芳ばしい香りは、食欲を増すケースがあり、中高年の方にも「むか〜し、若いころに喫茶店で食べた懐かしい味だなぁ」と昔を懐かしみながら食べていただくことができました。

 ポイント

パスタは少し硬めにゆで、フライパンの中でソースやゆで汁と一緒に炒めるとちょうどよい硬さに仕上がります。

 アレンジ

野菜をたっぷり入れてコンソメスープを加え、スープスパゲッティにしても喜ばれます。

recipe no.008 粒粒うどん

こんな方に…… `うどんが食べたい` `軟らかいもの` `嚥下困難` `口内炎` `食欲不振`

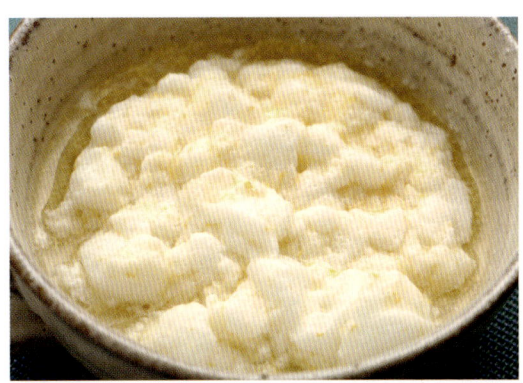

一人当たりエネルギー……**209**kcal
★たんぱく質 **13.6**g　★塩分 **3.1**g

材料（2人分）

うどん……2玉
卵……4個

［麺つゆ］
塩……小さじ1弱
薄口しょうゆ……少々
みりん……小さじ1
だし汁……200cc

ポイント

うどんの食感を残すためにミキサーのかけすぎに注意する。ミキサーがない場合は包丁で荒みじん切りの要領でうどんを叩くとよいでしょう。

アレンジ

片栗粉で汁にとろみをつけると、また違った食感になります。寒い日には体が温まる一品になるでしょう。

つくり方

1. うどんはさっと熱湯に通し、水気を切っておく。
2. 鍋に麺つゆを作り、うどんを加えてひと煮立ちさせる。荒熱をとったら麺つゆとともにミキサーにかける。この時、ペースト状になるほどではなく、粒を残すようにしておく。
3. 卵を卵白と卵黄に分ける。卵白はよく泡立ててメレンゲにし、卵黄は別に溶いておく。
4. 鍋に **2** を戻し、火にかけ沸騰してきたら卵黄を回しいれる（卵とじうどんをつくる要領）。卵に火が通ったら、その上にメレンゲを加えて軽く混ぜながら火を通す。

story

「うどんは好きだけど、一度のどに詰まったのが怖くてそれ以来食べていません」と話す顔が寂しそうな患者さん。すする時にむせないよう、ペースト状にしたうどんを提供したところ、「うどんの味がした」と喜んでもらえた一方で「ペーストになっているので麺を食べている気がしない」とも言われました。むせずにうどんの食感を楽しんでもらうための形をいろいろと試行錯誤する中で、うどんの粒が残る程度にミキサーにかける、このレシピにたどり着きました。「またうどんが食べられるなんて思ってもいなかった。本当においしいよ」と言っていただけました。
　嚥下障害や、飲み込み時に痛みを伴う方でも、食べやすいとのことです。

recipe no.009

カラフルサンドイッチ

こんな方に……　病院食が合わない　何を食べたいかわからない　若者向け　吐き気　抑うつ

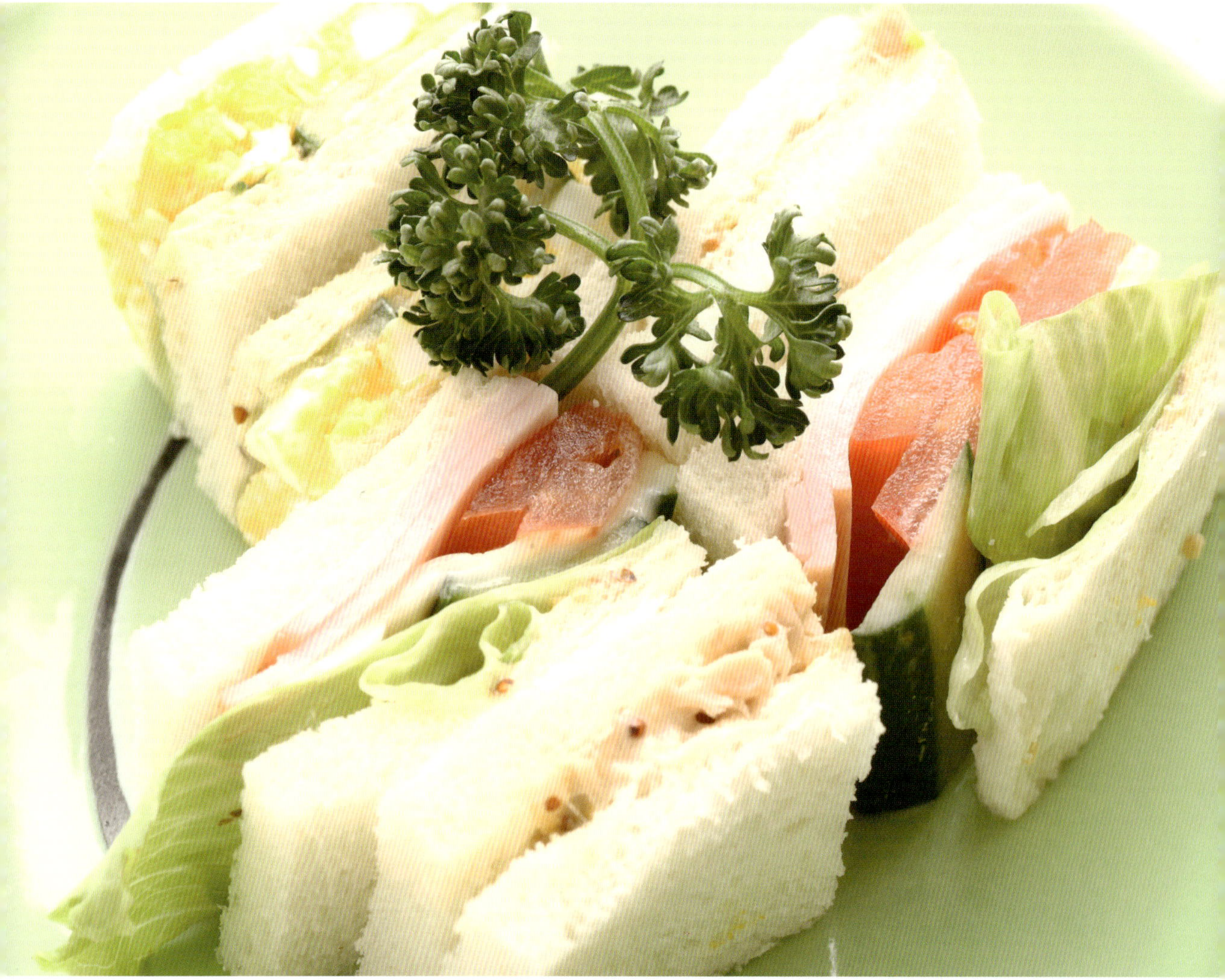

一人当たりエネルギー……493kcal　★たんぱく質 17.7g　★塩分 3.0g

材料（2人分）

- 食パン……12枚切×6枚　（耳なしを使用）
- トマト……60g
- きゅうり……30g
- レタス……10g
- スライスハム……2枚
- スライスチーズ……1枚
- 卵……1個
- ツナ缶……40g
- マヨネーズ……10g
- 粒マスタード……10g
- 塩……少々
- マーガリン……15g
- マヨネーズ……7g

つくり方

1. 食パンにマーガリンと粒マスタードを塗る。
2. トマト、きゅうりを好みの厚さにスライスする。レタスは適当な大きさに手でちぎる。卵はゆで卵にした後、つぶしてマヨネーズと塩で味をつける。ツナはマヨネーズ、塩、粒マスタードで味をつける。
3. 好みの具材をパンではさみ、重しをのせてしばらく置く。好みのサイズに切って盛りつける。

 ### ポイント

パンは食パン以外の、ロールパン、クロワッサンなどでも代用可能。トースターで少し焼いて、ホットサンドにしても香ばしく食欲が増します。

story

若い患者さんの場合、煮物（高野豆腐、芋、インゲンなど）やお浸しが口に合わないことがあります。吐き気が強い場合にはなおさらです。ある若い女性患者さんは、何を食べたいかということが自分でもわからず、リクエストを聞いてもおかゆしか思いつかない様子でした。

そこで、「パンはいかがですか。サンドイッチもできますよ」と提案したところ、「あ！　そういうものでもいいんだ！」と驚かれ、大変に喜んでいただきました。「あっさりしていておいしかった」と満足していただけたようです。

入院患者さんの中には「病院食とはこういうもの」というイメージから、サンドイッチなどのメニューを最初から諦めている方も少なくありませんので、ぜひ提案してみてください。

recipe no. 010

ちらし寿司

こんな方に……　ご飯のにおいが気になる　ちらし寿司が食べたい　食欲不振　味覚の変化

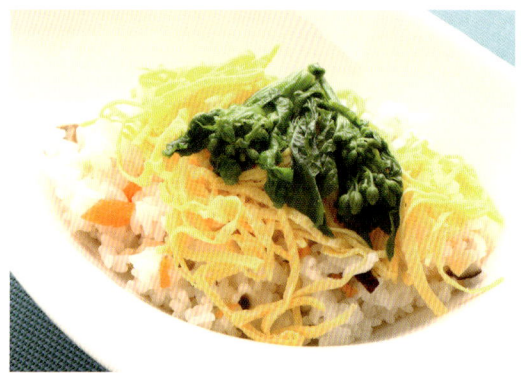

一人当たりエネルギー……**391**kcal
★たんぱく質 **9.9**g　★塩分 **1.6**g

材料（2人分）

寿司飯……400g
（つくり方は19ページと同じ）
人参……40g
干ししいたけ……2g
竹の子水煮……40g
しょうゆ……小さじ2　┐
砂糖……小さじ1　　　│
塩……少々　　　　　　├ 調味料
だし汁……適宜　　　　┘

［錦糸卵］
卵……2/3個
塩……少々
砂糖……小さじ1
菜の花……30g
塩……適宜

つくり方

1 洗った白米にだし昆布をのせ、固めに炊く。炊き上がったら合わせ酢を入れ、混ぜ合わせ冷ます。
2 卵を薄く焼いて切り、錦糸卵をつくる。菜の花をゆでる。
3 にんじん、竹の子、干ししいたけを調味料で煮て冷ます。冷めたら **1** に混ぜ合わせ、**2** を飾る。

story

患者さんの家族の方と手紙のやりとりをしながら、メニューを検討していました。ある時、お寿司が好きだという話を聞いたのでお出ししたところ、"ちらし寿司"と聞いただけでにっこり笑顔が出た」と、家族の方から教えていただきました。食欲増進のため、食べた時のシャキシャキした歯ざわりを感じられる竹の子を具材にしました。

ポイント

合わせ酢は熱いご飯に混ぜるとなじみがよく、ご飯もほぐれやすいです。手早く切るように混ぜ、うちわで水分を飛ばすとよいでしょう。

アレンジ

いつもちらし寿司では飽きてしまうので、同じ寿司飯をつくって海苔で巻いた手巻き寿司、丸く握って手まり寿司、レタスを巻いたサラダ寿司、稲荷の中身に使い五目稲荷、さらにはクッキー型で型抜きするなどして、見た目に変化をつけています。食欲不振の患者さんにとって、見た目はとても大切な要素となります。

軍艦巻き

recipe no.011

こんな方に……　少しでも口にしたい　気分転換になる　小児向け　食欲不振　吐き気

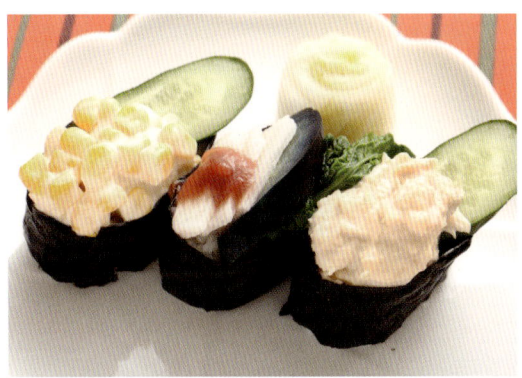

一人当たりエネルギー……**152**kcal
★たんぱく質 **3.3**g　★塩分 **0.5**g

材料（2人分）

寿司飯……120g
（つくり方は 19 ページと同じ）
海苔……6 枚
シーチキン……10g
マヨネーズ……少々
コーン缶詰め……10g
マヨネーズ……少々
きゅうり薄切り……4 枚
長芋……10g
梅肉……少々
なすの漬物……2 切
高菜漬け……5g

つくり方

1. ツナマヨ巻き→　握った寿司飯に海苔を巻き、きゅうりの薄切りとマヨネーズで和えたツナをのせる。
2. コーンマヨ巻き　→　握った寿司飯に海苔を巻き、きゅうりの薄切りとマヨネーズで和えたコーンをのせる。
3. 長芋と漬物の梅巻き　→　握った寿司飯に海苔を巻き、なすと高菜の漬物、短冊切りにした長芋をのせ、最後に梅肉をのせる。

story

　元気のない小児の患者さん。病院食は気の向いた時しか食べてくれませんでした。食事にはあまり興味がないようで、食事の話はなかなかできず、お母さんの情報では丼物のような一品料理を好んで食べていたようです。一口だったら食べられるかもしれないと思って一口サイズのおにぎりを出してみましたが、興味を持ってもらえず失敗。次に出したのが、この軍艦巻きでした。少しだけ食べてもらうことができ、「今日は軍艦巻きが出たよ！」と喜んでもらえました。

主食

ポイント

海苔はすぐに湿気ってしまいます。ご飯に接触するとますます湿気ってしまうので、できるだけ食べる直前に巻きましょう。また、長芋は切ったあと酢水につけておくと色が変わらず、食感も良くなります。

recipe no.012

うな重

こんな方に……
- うなぎが食べたい
- 季節感のある
- 味の濃いものが食べたい
- 食欲不振
- 抑うつ

一人当たりエネルギー……**484**kcal
★たんぱく質 **19.2**g　★塩分 **2.0**g

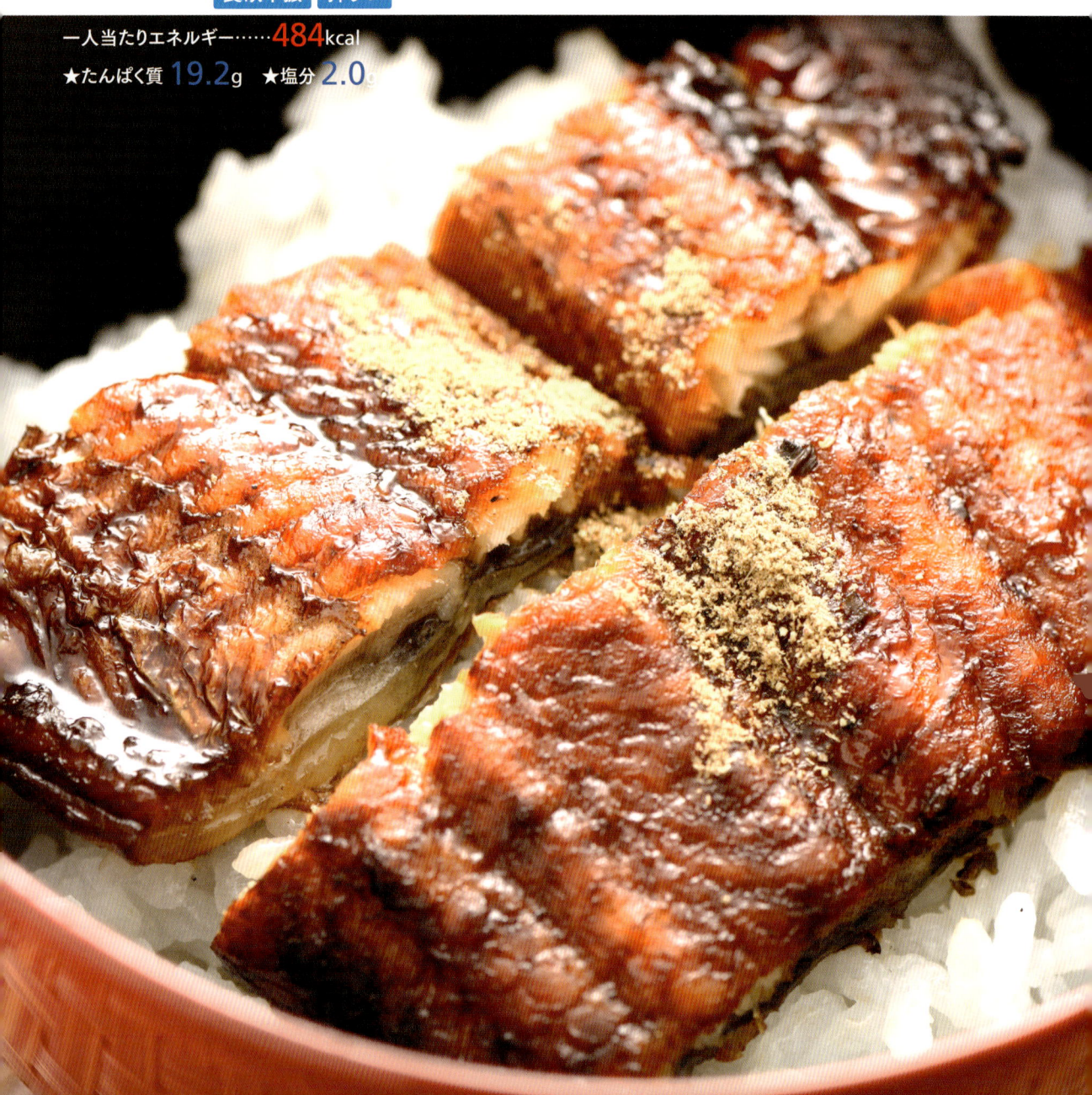

材料（2人分）

ご飯……400g
うなぎの蒲焼……120g
市販のうなぎのタレ……適宜
粉山椒……適宜

つくり方

1 出来合いのうなぎの蒲焼を食べやすい大きさに切り、温めたフライパンで酒をかけて蒸し焼きにする。
2 器にご飯を盛り、その上に**1**をのせ、タレをかけ山椒を振る。

 ポイント

うなぎのタレは市販で手軽なものもありますが、手作りすればその人の好みに合わせた味にすることができます。当院では、しょうゆ、みりん、酒、砂糖でつくっています。

 アレンジ

土用の丑の日にはうなぎを食べて元気になってもらいたいという思いがありますが、患者さんの中にはうなぎは小骨がたくさんあって食べにくいという人や、歯が悪くてうなぎを食べられない患者さんもいます。そんな患者さんには豆腐を使ってうなぎ型に成形し、うなぎの蒲焼風のメニューを提供することもあります。市販のうなぎのタレはうなぎの味を感じさせるようにつくられているので、それをからめながら焼き、雰囲気を出すようにしています。

story

がん患者さんにとって、口から食べることのできる時間は限られています。看護師さんから夜中にかかってきた「今、うなぎを食べたいんだそうです」という電話になんとか応えようとつくったメニューです。直接この患者さんとお話する機会はありませんでしたが、うな重を出してしばらくしてから、リハビリの先生から、「こんな豪華なもんをつくってもらえた。全部食べられたよ」と患者さんがとても喜んでいたと聞きました。この後、別の患者さんからも「うな重を食べたい」という要望が出るようになりました。

主食

recipe no.013

ライスバーガー

こんな方に……
| 病院食に飽きた | 気分転換になる | 若者向け | 小児向け |
| 食欲不振 | 抑うつ |

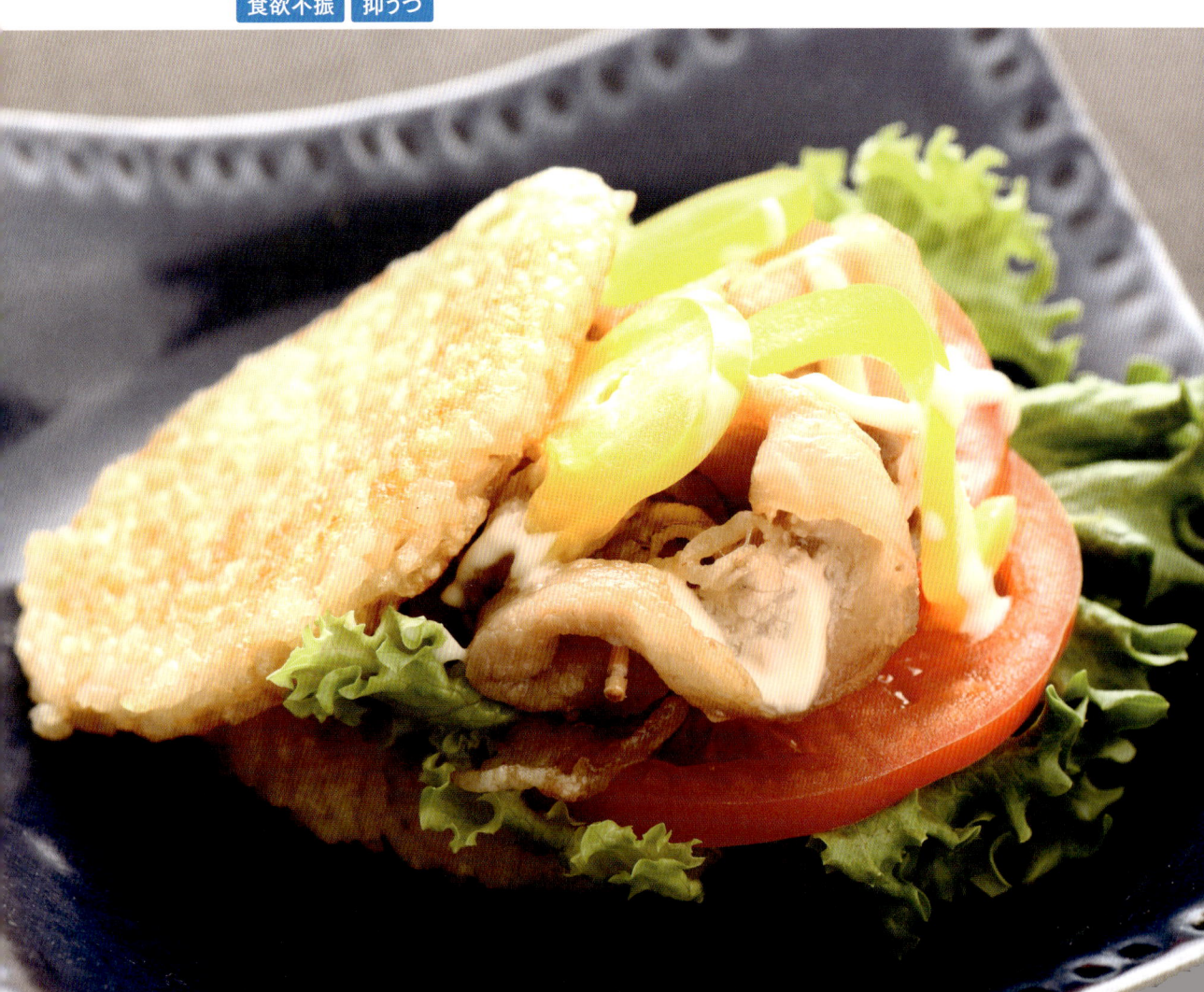

一人当たりエネルギー……**307**kcal　★たんぱく質 **8.0**g　★塩分 **1.2**g

材料（2人分）

ご飯……240g
塩……小さじ1/3
豚肉スライス……40g
しょうゆ……小さじ1
しょうが……適宜
みりん……小さじ1
油……適宜
黄ピーマン……10g
トマト……1/3個
レタス……1枚

つくり方

1 ご飯に軽く塩を振り、4等分にして直径6cmくらいの平たい丸形おにぎりをつくる。
2 黄ピーマンはゆでてから薄くスライスし、トマトは5mmの厚さにしておく。
3 フライパンに油を熱し豚肉を入れ、しょうゆ、みりんでしょうが焼きをつくる。
4 フライパンに油を引き、1の丸形おにぎりを4枚焼く。
5 焼いた丸形おにぎりの上にレタス、トマト、3とピーマンをのせ、もう1個の丸形おにぎりではさむ。

story

　長い入院生活で病院の食事にも飽きてきた様子の患者さん。食事に対する希望もあるようでしたが、「伝えてもなかなか希望に添うような食事が出てこなかった」と漏らされました。希望についてはできるかぎり反映させていたつもりでしたが、食事に気持ちを向けてもらえるようなメニューになっていなかったということを感じました。そこで、患者さんの目を引くような盛りつけや、見た目の工夫のあるレシピをつくりました。
　長期の入院生活では、いつもと少し印象の違うメニューが出てくると、「ちゃんと考えてつくってもらえている」と感じられてうれしいのだという声を聞きます。

主食

 ポイント

ご飯に小麦粉、または片栗粉を混ぜると、成型しやすくなります。残りご飯を使ってもできますが、その時はレンジで温めなおしてから使うと粉がご飯になじみやすく、成型もしやすいと思います。ライス生地は薄く伸ばし、両面をカリッと焼くのがポイントです。

 アレンジ

ご飯をケチャップライスにすると「オムライスバーガー」になるなど、いろいろと楽しめるメニューです。小児の患者さんにもファストフード感覚で食べてもらえます。

recipe no.014

天津飯

こんな方に…… 病院食に飽きた 気分転換になる 食欲不振 体力低下

一人当たりエネルギー……**458**kcal　★たんぱく質 **15.9**g　★塩分 **1.9**g

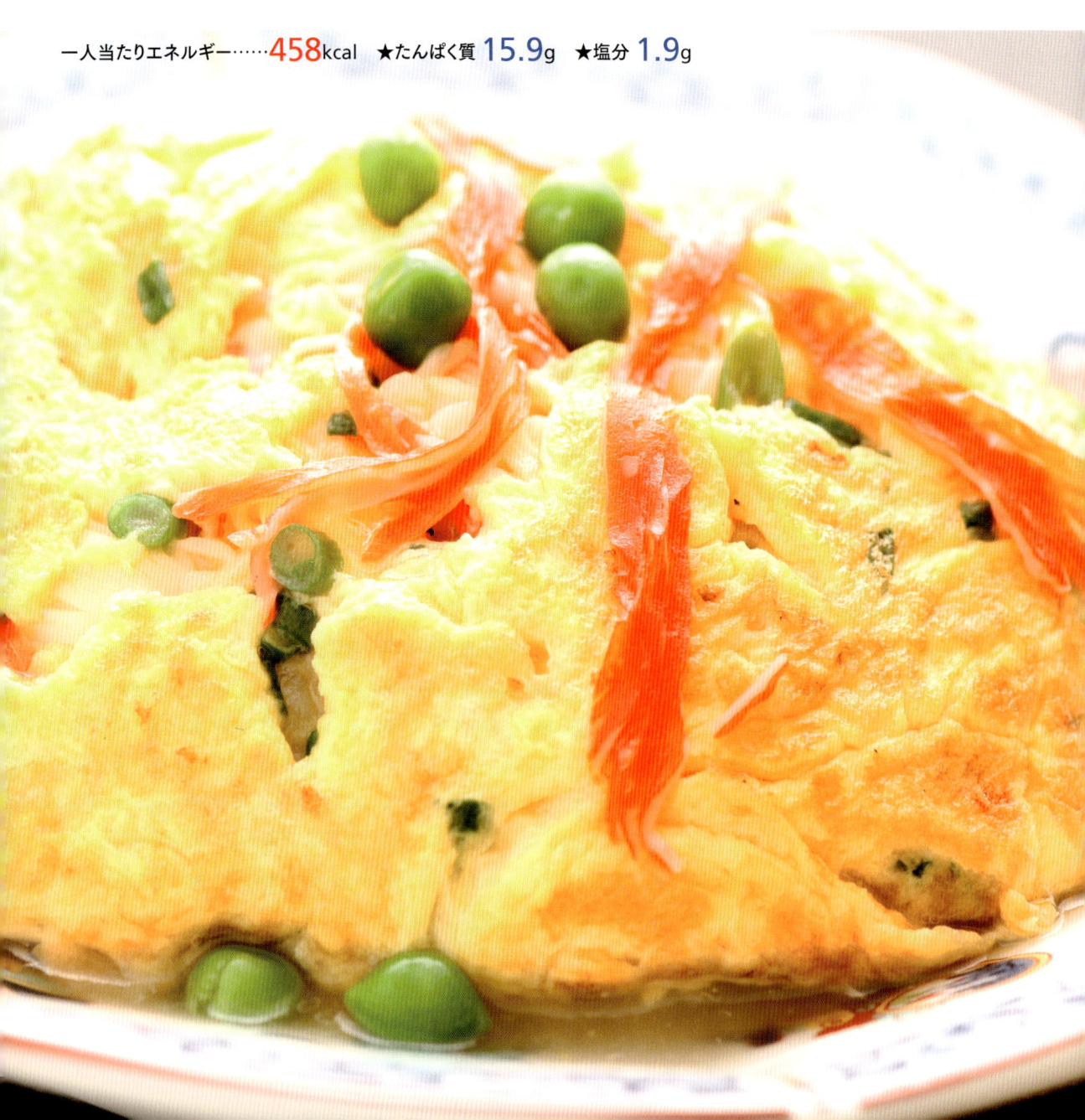

材料（2人分）

ご飯……300g
卵……3個
カニ風かまぼこ……4本
おろししょうが……少々　（または紅しょうが）
片栗粉……小さじ1
ごま油……小さじ1
サラダ油……大さじ1
グリーンピース……大さじ1
中華だし……適宜 ┐
砂糖……小さじ1 │
酒……小さじ2 │ 調味料
塩……適宜 │
薄口しょうゆ……小さじ2 │
オイスターソース……小さじ1 │
酢……適宜 ┘

つくり方

1 カニ風かまぼこをほぐし、溶き卵とおろししょうがを加え、混ぜ合わせる。
2 グリーンピースは熱湯をかけ、水気を切る。
3 小鍋に調味料を入れて中火にかけ、混ぜる。仕上げに水溶き片栗粉とごま油を入れてあんをつくる。
4 フライパンにサラダ油を入れ中火で熱し、1を入れ手早く混ぜ、半熟状態になったら火を止め、器に盛ったご飯の上にのせる。3のあんをかけ、グリーンピースを散らす。

story

食欲がなく、日に日にご飯が食べられなくなっており、このままではどんどん弱ってしまうのではないかと心配だった患者さん。お米を食べることができれば少しは気持ちが軽くなるかもしれないということから、丼物のレシピを提供しました。食欲のない時には甘酸っぱいあんが食欲をそそるということで、「一口食べられたら、また一口食べてみようという気分になれる」と元気が出たようでした。

ポイント

卵液にマヨネーズを少し入れて焼くと卵がふんわり仕上がり、カロリーアップにもなります。卵を焼くときにごま油を加えるとより風味が出ますが、ごまの香りが口に合わない人もいますので、サラダ油と使い分けます。

アレンジ

中のご飯をチャーハンにすると、ボリューム満点のレシピとなります。また、卵液に赤ピーマンなどを加えると子どもも喜ぶカラフル天津飯になります。スイートコーンを加えると甘くなり好む方もいます。一方、豆腐と長芋をミキサーにかけたものを卵液に加えると、卵がよりふわふわになります。これにあんをかけると嚥下食用にもアレンジ可能です。

recipe no.015 寒天寄せそうめん

こんな方に……
- 麺類が食べたい
- あっさりしたものが食べたい
- 嚥下困難
- 食欲不振
- 体力低下

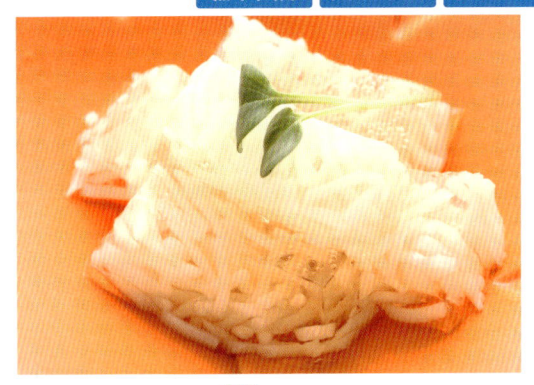

一人当たりエネルギー……**57**kcal
★たんぱく質 **1.5**g　★塩分 **1.1**g

材料（2人分）

そうめん……30g
だし汁……120cc
アガー……小さじ1/2
かいわれ大根……適宜（青ねぎでもよい）
薄口しょうゆ……小さじ1 ┐
塩……少々　　　　　　　├ 調味料
みりん……小さじ1/2　　 ┘

つくり方

1. そうめんはゆでて冷やしておく。
2. だし汁、調味料でタレをつくり、沸騰する前（80℃）にアガー［☞110ページ］を入れる。
3. ゆでたそうめんを **2** に加え、小さなバットに入れて冷やし固める。
4. 固まったら適当な大きさに切り、かいわれ大根を飾る。

story

嚥下障害があり、麺類が食べにくい患者さん向けに作ったレシピです。麺をアガー［☞110ページ］で固めてあるので、口の中でまとまりやすくのどごしがよいです。また、食欲のない暑い日に冷たく冷蔵庫で冷やしておけば、食べたい時に食べられて便利です（アガーで固めてあるので、冷蔵庫で長時間冷やしても麺が固まらず食べられます）。

ポイント

麺は2cmくらいに切っておきます。

recipe no.016

しょうゆラーメン

こんな方に……　ラーメンが食べたい　味の濃いものが食べたい　気分転換になる　食欲不振　味覚の変化

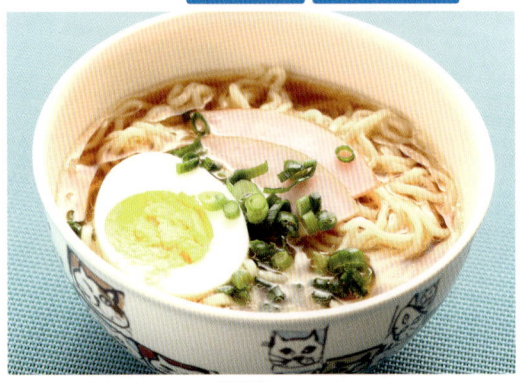

一人当たりエネルギー……**229**kcal
★たんぱく質 **11.1**g　★塩分 **2.0**g

材料（2人分）

ラーメン……2玉
ゆで卵……1個
ロースハム……2枚

［スープ］
湯……350cc
しょうゆ……小さじ1
塩……0.5g
鶏がらスープの素……適宜
ごま油……小さじ1
みりん……小さじ1
ねぎ……適量

つくり方

1. 卵はゆで、ロースハムは半分に切り、ねぎは小口切りにする。
2. 鍋に湯、しょうゆと鶏ガラスープ、塩を入れ沸騰してからごま油を入れる。
3. 別の鍋で湯を沸かし、麺をゆでる。
4. ゆでた麺のお湯を切り、2をかけハムとねぎ、ゆで卵を飾る。

story

「食欲のない時でも、無性にカップラーメンが食べたくなることがあるんだよ」とか、「抗がん剤治療の時は、なぜか味の濃いものが食べたくなる」といった患者さんの声をときおり聞きます。病院食ではあまりラーメンが出ることはないので、提供すると患者さんはとても喜んでくれます。手軽にできる市販のラーメンに、患者さんの好きな具をトッピングして提供しています。

ラーメン用の器はとても大切で、ラーメンどんぶりに入っていると患者さんのテンションも上がるようです。食欲は「見た目も大事」と思う瞬間です。

ポイント

麺は短時間でゆで、スープと合わせた時にのびないようにする。

アレンジ

ラーメンだけ食べてほかのおかずを残される患者さんには、ラーメンの上に野菜炒めをのせて提供すると、意外に全部食べていただけます。暑い時は麺を冷やし、つけ麺風にして食べるのも良いでしょう。市販のスープの素を使い、水を少なめにし、少し濃いめの味につくるとよいでしょう。

recipe no.017

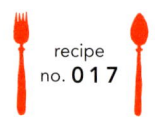

焼きそば

こんな方に……
- 懐かしい味
- 何を食べたいかわからない
- 味の濃いものが食べたい
- 食欲不振
- 味覚の変化

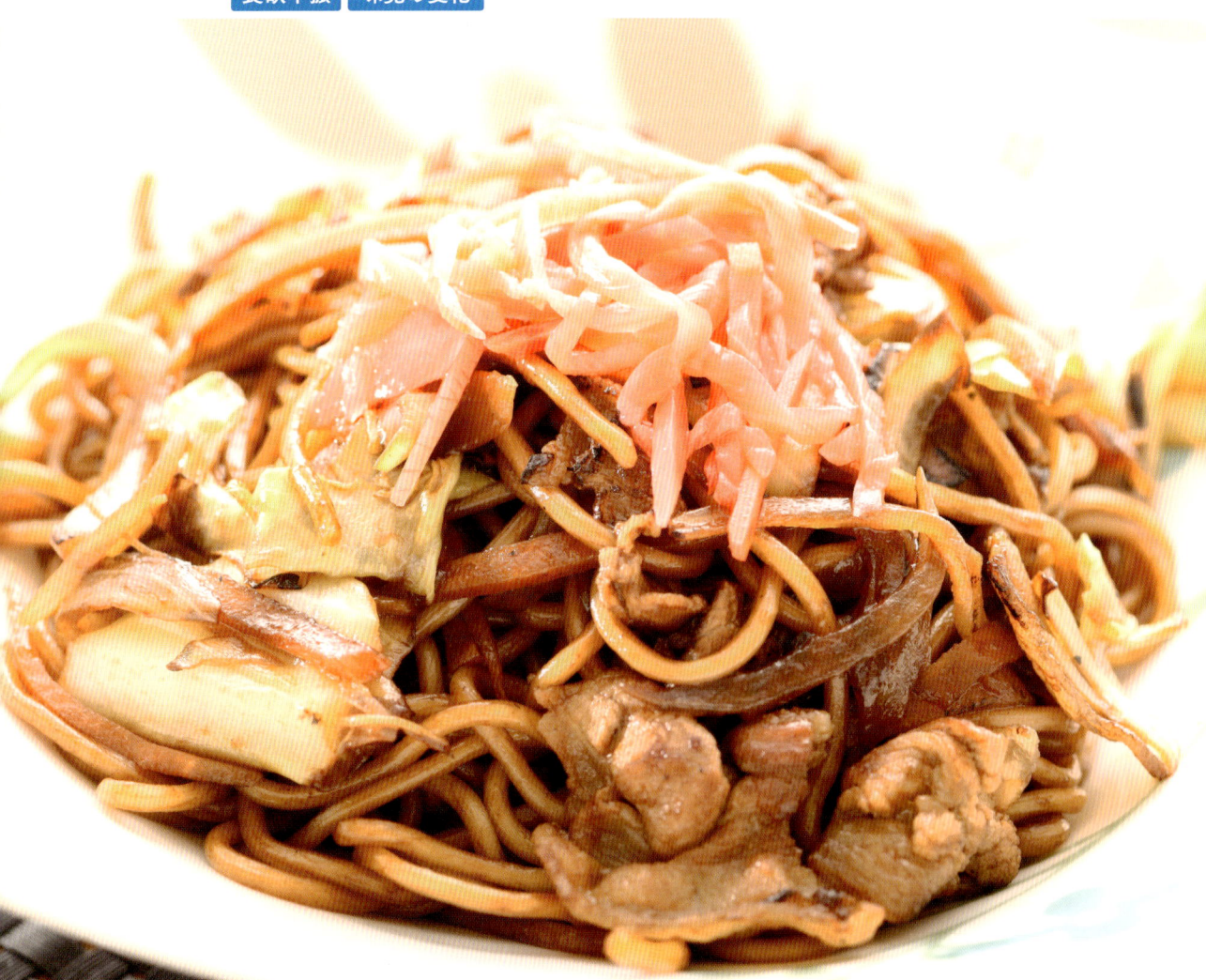

一人当たりエネルギー……**372**kcal　★たんぱく質 **12.5**g　★塩分 **2.2**g

材料（2人分）

- 焼きそば用の麺……2玉
- 豚肉スライス……40g
- キャベツ……60g
- ピーマン……40g
- たまねぎ……1/3個
- 塩、こしょう……適宜
- 中華だし……適宜
- サラダ油……大さじ1
- ウスターソース……大さじ2½
- 紅しょうが……10g

つくり方

1. フライパンに油を熱し、まず麺だけを炒めて、皿にあげる。続いて、豚肉、たまねぎ、ピーマン、キャベツの順に炒め、中華だし、塩、コショウで味つけする。
2. 野菜が軟らかくなったら再び麺を入れ、ウスターソースを入れ炒める。
3. 器に盛りつけ、紅しょうがをのせる。

story

「食欲はないし食べたくない。でもこのままではいけないとは思う」と、食べなければ、という気持ちはあるのに食べられないことに不安を感じておられました。味覚に変化があり、味を感じなくなっていましたが、昔よく食べた、味を覚えているものなら食べられるかもしれないということから、焼きそばを提供しました。「味もしないし、食べようという気分はなかったけど、久しぶりのソースの香りに食欲が出ました。思いがけないことで食欲って出るものなんですね」と言ってもらえました。

ポイント

シンプルな焼きそばであっても、おいしくつくるには一手間かけましょう。フライパンを熱しておき、油が温まってきたら麺を炒めます。ちょっと焦げ目がついてパリパリになるくらいまで炒めたら、適度なところでいったん麺をフライパンから皿に上げます。続いて野菜と肉を炒めますが、ここで炒めすぎると、野菜の水分が出てしまい、べちゃっとした仕上がりになってしまうので、さっと炒めます。皿に移した麺をフライパンに戻し、ソースをかけ、混ぜて完成。最後は強火で仕上げると、香ばしい香りが立って食欲をそそります。

アレンジ

あっさり、さっぱりの塩焼きそば、あんかけ焼きそば、豆板醤を加えてピリ辛あんかけなど、味付けのアレンジはいろいろと可能です。また、卵で包んでオムそばにすると見た目も変わり喜んでいただけます。焼きそばを刻んでチャーハンと混ぜ、そば飯にアレンジしてもよいでしょう。

recipe no.018

焼きうどん

こんな方に……　| 軟らかいもの | 何を食べたいかわからない | 食欲不振 | 味覚の変化

一人当たりエネルギー……372kcal
★たんぱく質 12.5g　★塩分 2.2g

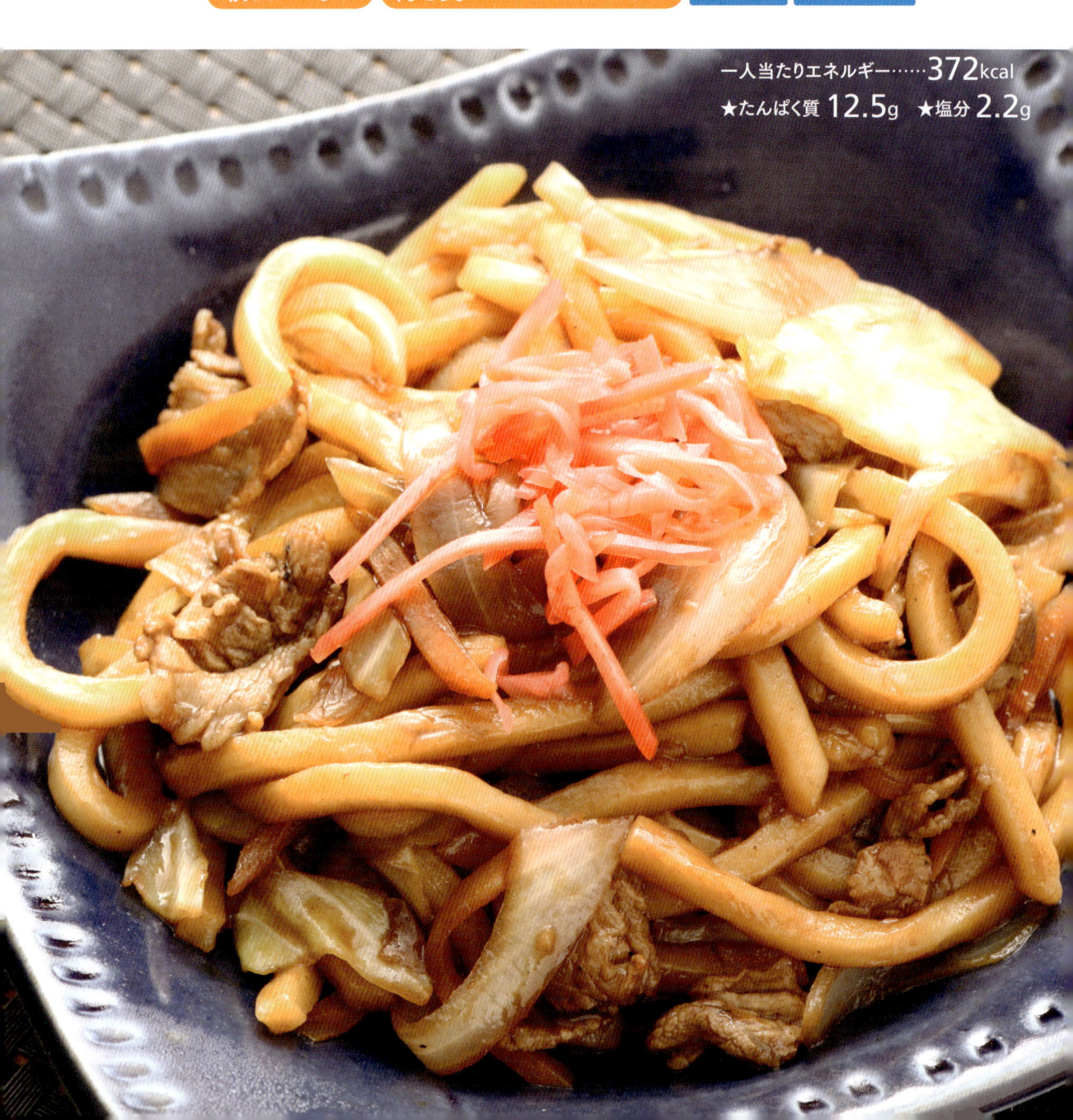

🐟 材料（2人分）

- ゆでうどん……2玉
- 豚肉スライス……40g
- キャベツ……60g
- 人参……40g
- たまねぎ……1/3個
- 塩、こしょう……適宜
- 中華だし……適宜
- サラダ油……大さじ1
- ウスターソース……大さじ1½
- 紅しょうが……10g

🐟 つくり方

1. フライパンに油を熱し豚肉、たまねぎ、ピーマン、キャベツの順で炒め、中華だし、塩、コショウで味つけする。
2. 野菜が軟らかくなったら麺を入れ、ウスターソースを入れ炒める。
3. 器に **2** を入れ、紅しょうがをのせる。

story

「麺類ならうどんが好き」という患者さんに、一味違ったうどんメニューで気分を変えていただけないかと考え、焼きうどんを提供しました。焦げたしょうゆの香りが食欲をそそり、「ご飯より麺類のほうが食べやすい」「食欲のない時には、軟らかくて食べやすいものがありがたい」という声をいただけました。焼きうどんはいろいろなアレンジがしやすく、いろんな方に長く楽しんでいただけるメニューと言えます。

主食

ポイント

下ごしらえとして、うどんを流水またはお湯をかけてほぐしておくと、調理しやすくなります。水でほぐした後はざるにあげてしっかり水気を切っておくことが大切です。余分な水分が残っていると、ソースで炒めた時に野菜から出る水分と合わさって水っぽくなってしまいます。

アレンジ

温泉卵をからめると、とろっとした食感とまろやかな味に変身します。また、カレーパウダーを振ってカレー風味の焼きうどんにしたり、たっぷりの細切りきゅうりを入れると楽しい食感になります。ウスターソースの代わりに和風だししょうゆで味付けし、酢と梅干しのほぐし身で酸味を加えると、あっさりした風味を楽しめます。

recipe no.019 割り子そば

こんな方に……　懐かしい味　何も食べたくない　食欲不振

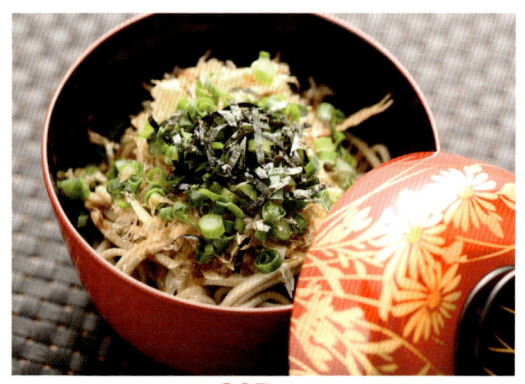

一人当たりエネルギー……**207**kcal
★たんぱく質 **8.2**g　★塩分 **2.7**g

材料（2人分）
そば（干し）……100g
ねぎ……5g
糸かつお……適宜
きざみ海苔……適宜

［そばつゆ］
だし汁……100cc
みりん……大さじ1
しょうゆ……大さじ1
塩……少々

つくり方
1. だし汁、みりん、しょうゆ、塩でそばつゆをつくる。
2. そばをたっぷりの湯で湯がき、冷水で洗い、水を切る。
3. お椀にそばを盛り、つゆをかける。糸かつお、ねぎ、きざみ海苔をかける。

story
「食欲が出ないから何もいりません」という患者さん。家でよく食べていたものを聞いても「特にない」とそっけない答えでした。しかし、何度か話すうちに「出雲はそばが有名」という話になったので、その日の夕食に割り子そばを出しました。「うどんやそうめんより、だしの味が濃くておいしかった」と、ようやく食べてもらうことができました。地元の料理には愛着をもっている方も多いので、食欲のない時には検討してみてもよいでしょう。

ポイント
そばは伸びやすく、伸びるとおいしさが落ちますので、ゆであがったらすぐに冷水にとります。だしが薄まらないように、器に盛りつけるときはしっかりと水気を切っておきます。

アレンジ
好みで、温かくして出します。薬味にワサビやおろし大根を添えると食欲が増すこともあります。

recipe no.020

野菜入りおじや

こんな方に……　軟らかいもの　食欲不振　吐き気　嚥下困難　噛めない

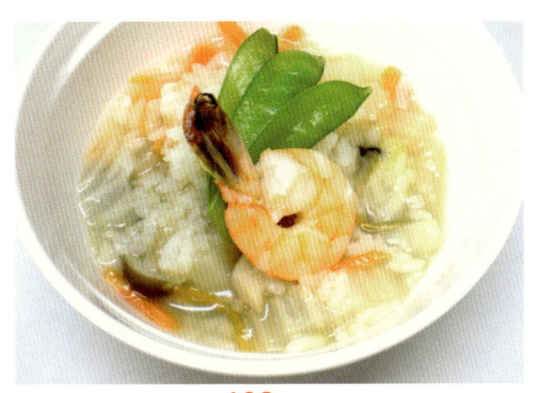

一人当たりエネルギー……**198**kcal
★たんぱく質 **11.8**g　★塩分 **1.6**g

材料（2人分）

ご飯……160g
にんじん……40g
白菜……120g
しめじ……20g
白身魚……40g
エビ……40g
絹さや……10g
だし汁……400cc
薄口しょうゆ……小さじ2
みりん……小さじ2
塩……少々

ポイント

嚥下困難のある方には、エビ、絹さやをミキサーにかけます。

アレンジ

和風味だけでなく、中華だしやコンソメを使うといろいろな味が楽しめます。

つくり方

1. ご飯をざるに入れ、流水で手早くぬめりを洗い流し、水気を切る。
2. エビは背ワタを除き、絹さやと別に塩ゆでする。野菜は嚥下の状態に合わせて、みじん切りにする。
3. 鍋にだし汁、にんじん、白菜、しめじを入れて火にかけ、煮立ったら魚を入れて中火にする。野菜が軟らかくなったら、しょうゆとみりんで調味し、ご飯を加えて味がなじむまで煮て、塩で味を整える。
4. 器に盛りつけて、エビ、絹さやを飾る。

story

よく噛んで食べる習慣がない患者さんで、食事をすると食べたものを吐いてしまうことがありました。そこで、試しに野菜を米粒と同じ大きさに切っておかゆをつくったところ、吐くことは少なくなり、食事を楽しんで食べていただけるようになりました。

患者さんからは「鍋の最後の締めのおじやを思い出します。野菜もとれるし、おいしいです」と言っていただけました。

患者さんのその日の気分で食べたい材料を選んでもらってつくることもあります。今回紹介する具材の野菜、魚以外にも、家にある材料でいろいろ試してみてください。

recipe no.021

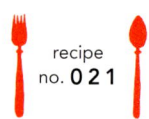

洋風春野菜おじや

こんな方に…… 病院食に飽きた 吐き気

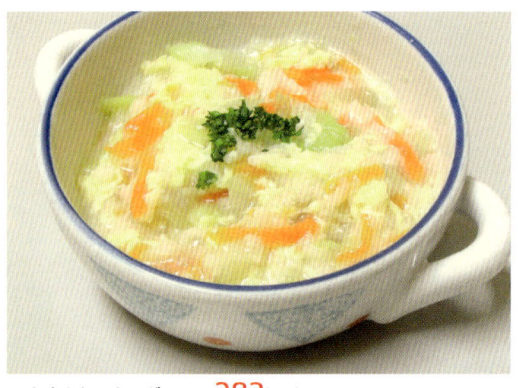

一人当たりエネルギー……**283**kcal
★たんぱく質 **13.5**g　★塩分 **2.3**g

材料（2人分）

- ご飯……160g
- にんじん……40g
- 新たまねぎ……50g
- 春キャベツ……100g
- 鶏モモ肉（細切り）……40g
- ブイヨン……2個
- 水……400cc
- 塩、こしょう、しょうゆ……適量
- 卵……1個
- 粉チーズ……5g
- パセリ……適量

つくり方

1. ご飯をざるに入れ、流水で手早くぬめりを取り、水気を切る。野菜は食べやすい大きさに切っておく。
2. 鍋にお湯を入れてブイヨンを溶かし、野菜と肉を入れる。野菜が軟らかくなったら、ご飯を加えてひと煮立ちさせる。塩、こしょう、しょうゆで味つけし、中火で5分煮たら、溶き卵を流し入れる。
3. 器に盛りつけて、粉チーズをふり、パセリを散らす。

story

おじやが好きな方でも、毎日同じ味つけでは飽きてきます。そこで、季節の材料（竹の子、菜の花、アスパラ、みょうが、ゆず、大根、かぼす……）を使用し、コンソメで洋風のおじやをつくってみました。患者さんからは「洋風のおじやも珍しくておいしいね」と喜ばれました。

recipe no.022 温泉卵入りおかゆ

こんな方に……　軟らかいもの　食欲不振　口内炎

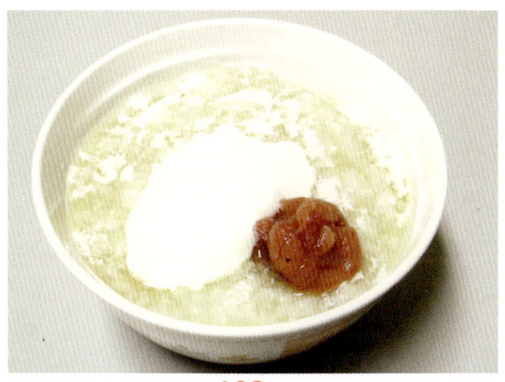

一人当たりエネルギー……**193**kcal
★たんぱく質 **8.1**g　★塩分 **1.6**g

材料（2人分）
おかゆ……300g
だしわりしょうゆ……大さじ1
温泉卵……2個
梅干……2個

つくり方
1 おかゆは粒が残るくらい、粗くミキサーにかける。
2 茶碗に盛りつけて温泉卵を落とす。だしわりしょうゆを少々加え、梅干を包丁でたたいておかゆの上に添える。

story
口内炎がひどくて、おかゆのような軟らかいものでも傷口にあたると痛いと言われる患者さん。おかゆを粒が残る程度にミキサーにかけ、傷口を刺激しない程度に米粒の食感を楽しんでいただけるように工夫しました。「温泉卵が入っているので、つるっと食べやすい」という声をいただきました。

ポイント
梅干を添えることで、食欲がない患者さんの食欲増進にもなります。ただし、口内炎のある方の場合は控えます。

recipe no.023

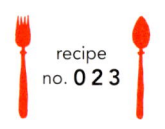

白身魚のふわふわ卵焼き

こんな方に……　魚のにおいが気になる　食欲不振　嚥下困難　吐き気

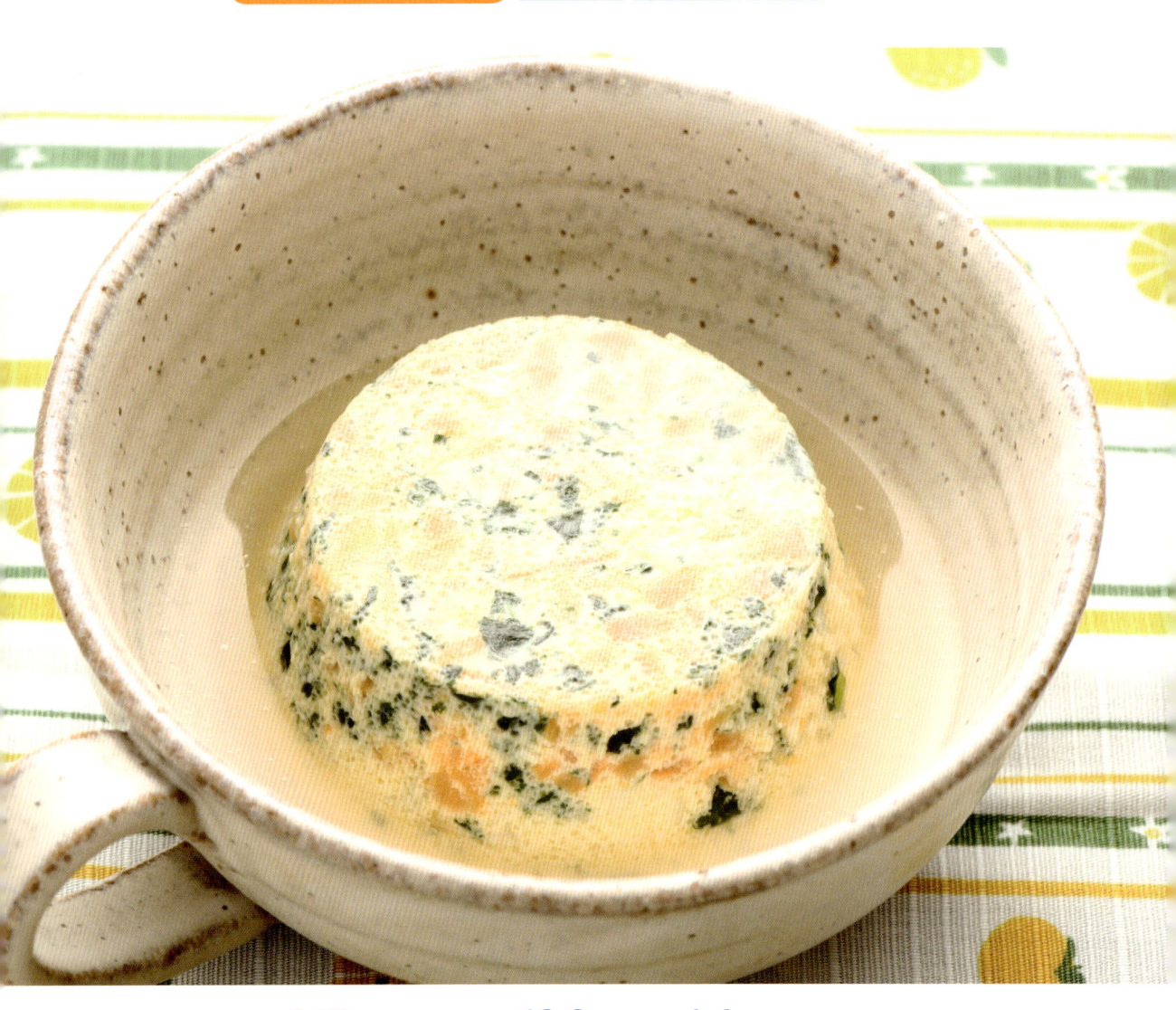

一人当たりエネルギー……**217**kcal　★たんぱく質 **12.8**g　★塩分 **1.4**g

材料（2人分）

- 白身魚……70g（青魚は、においが強いので不向き）
- 卵……1½個
- ほうれん草の葉先……40g
- にんじん……20g
- マヨネーズ……20g
- 薄口しょうゆ……小さじ2弱 ┐ 調味料
- 生クリーム……10g ┘
- だし汁 60cc（かつおと昆布。生地の固さを調整しながら入れる）
- 片栗粉……小さじ1

[あんかけ]
- だし汁……100cc
- 薄口しょうゆ……小さじ1
- みりん……小さじ1/2
- 片栗粉……小さじ1/3

つくり方

1. 魚は蒸してほぐす。にんじんとほうれん草はゆでてみじん切りにする。
2. ボールに卵を溶き、1の材料と調味料、だし汁を加えて混ぜる。
3. カップに入れ、オーブンで蒸し焼きにし、盛りつけた後、片栗粉でつくったあんをかける。

ポイント

食欲がなく、食べる量が少ない患者さんには、一口でいろいろな食品が食べられるよう、さまざまな野菜をみじん切りにして入れてもよいでしょう。生クリームやマヨネーズ、あるいはマクトンオイル［☞110ページ］は必要カロリーによって調整しますが、加えると味もしっかりして、食欲のない時にも食べやすくなります。

story

下咽頭癌術後に放射線療法施行、咽頭痛、頸部痛、嘔気、食欲不振のあった患者さんに提供したレシピです。気管切開のため、会話は筆談で行ないました。

気管切開を行なっているため、食事を飲み込む時に切開口から食べ物が出てしまうことがありました。これを防ぐため、食べ物の固さや形態、口腔内でのまとまりやすさに気を配る必要がありました。

抗がん剤治療の不安から、食欲不振となり、そのときの気分で、食べたり、食べなかったりするようになったということでした。患者さんの気持ちを少しでも和らげようと、病棟訪問の頻度を増やしたところ、会話も次第に多くなり、自分のことを話されるようになりました。

患者さんの嗜好、家でよく食べていたものなどを聞きましたが、食欲のない時に食べ物のことを聞かれると負担になることもあるため、体調、表情には気を配りました。

患者さんからは「ふわふわしていて食べやすく、飲み込みも大丈夫だった。味もしっかりしていておいしかったよ」と言ってもらえました。

recipe no.024

手羽先の照り焼き

こんな方に……
- 味の濃いものが食べたい
- 病院食に飽きた
- 若者向け
- 食欲不振
- 抑うつ

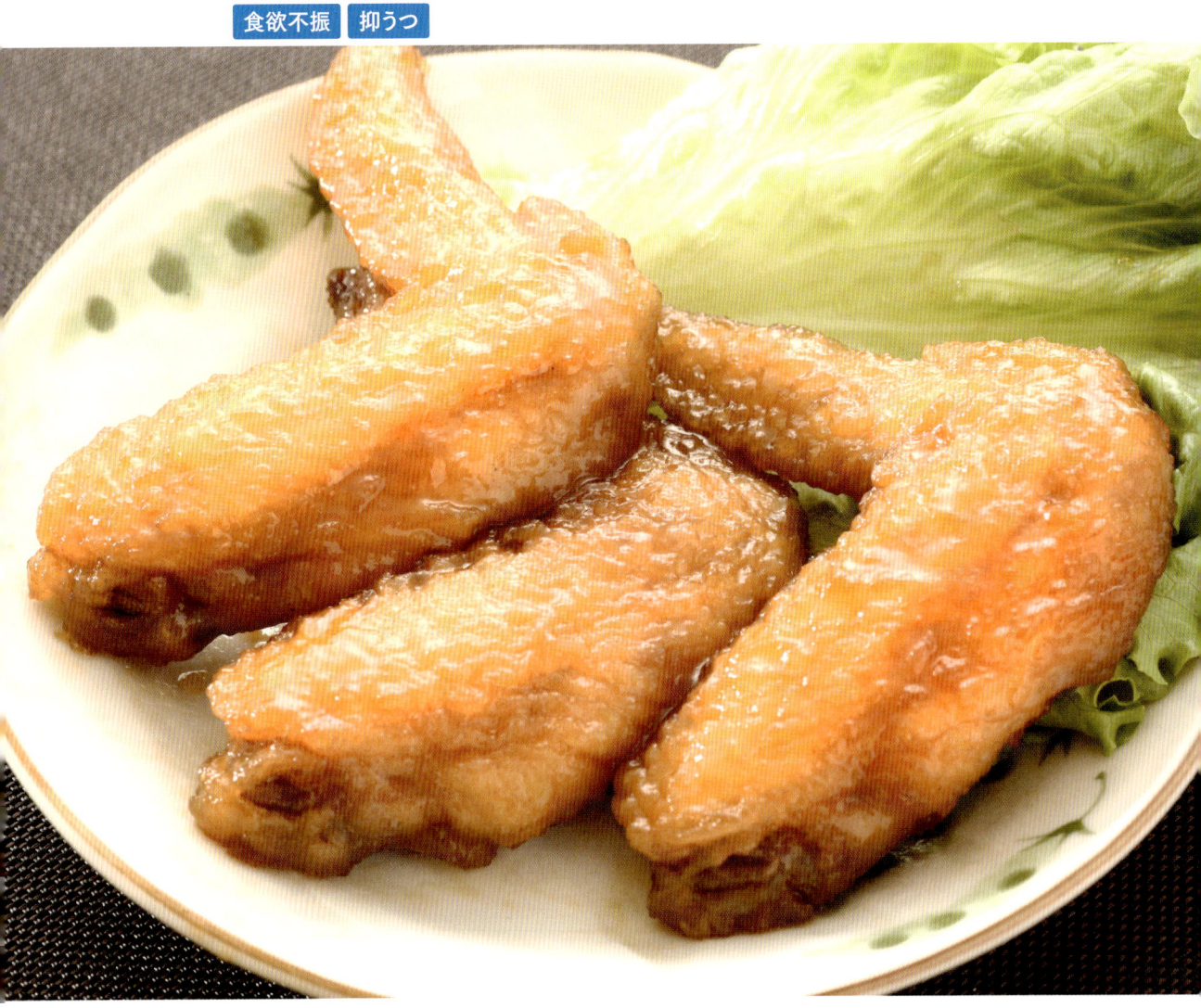

一人当たりエネルギー……**143**kcal　★たんぱく質 **7.4**g　★塩分 **0.6**g

材料（2人分）

- 鶏の手羽先……4本
- 片栗粉……適量
- 揚げ油……適量
- しょうゆ……小さじ1弱 ┐
- 刺身しょうゆ……小さじ1弱 │
- 酒……小さじ1弱 ├ 調味料
- みりん　……小さじ1弱 │
- 砂糖……小さじ1/2 │
- しょうが（すりおろし）……少々 ┘

つくり方

1. 調味料をフライパンに入れ、煮立てる。
2. 手羽先に片栗粉をまぶして、油でカリッと揚げる。
3. 手羽先を1に入れ、しっかりと煮からめる。

story

「元気な頃、居酒屋などで食べていたメニューが懐かしい」「たまには、ガッツリ、コッテリしたものを食べたい」という食欲不振の患者さんに、食べるきっかけを見つけていただきたいという思いでつくりました。

「お店で出てくるような味つけでおいしかった。病院でこんな食事を出してもらえたことがうれしかった」と言っていただけました。「食欲不振の患者さん＝あっさりしたものを好む」という固定観念が崩れた体験でした。

主菜

アレンジ

粗挽きのこしょうやとうがらし、カレー粉などの香辛料でアレンジすると、また違った味が楽しめます。

八宝菜

recipe no.025

こんな方に……　野菜が苦手　食欲不振

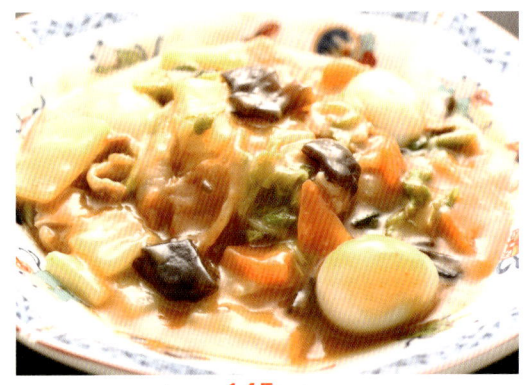

一人当たりエネルギー……**145**kcal
★たんぱく質 **8.1**g　★塩分 **1.5**g

材料（2人分）

豚肉スライス……40g
うずらの卵……6個
白菜……100g
たまねぎ……40g
にんじん……20g
ピーマン……20g
干ししいたけ……2枚
きくらげ……2g
サラダ油……大さじ1弱
水……60cc
片栗粉……小さじ1

薄口しょうゆ……大さじ1弱　┐
砂糖……小さじ1弱　　　　　├ 調味料
塩……少々　　　　　　　　　│
中華だし……適宜　　　　　　┘

つくり方

1. フライパンに油を入れて熱し、豚肉を炒め火の通りにくい人参、たまねぎなどから順に炒める。
2. 水、調味料を1に加え、野菜が軟らかくなったら、うずらの卵を加えて煮る。
3. 煮立ったところに水溶き片栗粉でとろみをつける。

story

「野菜はあまり好きではないので、自分から食べようとは思わない」という患者さん。無理に生野菜サラダなどを出しても食べてはもらえないので、おかずとして野菜をたくさん食べられるメニューを考えました。八宝菜は、お肉、魚介類とともにたっぷりの野菜を食べられるバランスのいいメニューだと思います。「野菜も無理なく食べやすい。珍しく全部食べられたよ」とうれしい言葉をいただきました。

ポイント

火の通りにくい具材はさっと下ゆでしておくと火が通りやすいです。切り方によっても火の通り方に違いが出てきます。白菜の白い部分は削ぎ切りにすると火の通りが早くなります。

アレンジ

食欲がなくご飯が進まない時は、八宝菜をご飯にかけて即席中華丼にしたり、うどんにかけて「あんかけうどん」としても提供できます。

recipe no.026 麻婆豆腐

こんな方に…… 味の濃いものが食べたい　嚥下困難　食欲不振

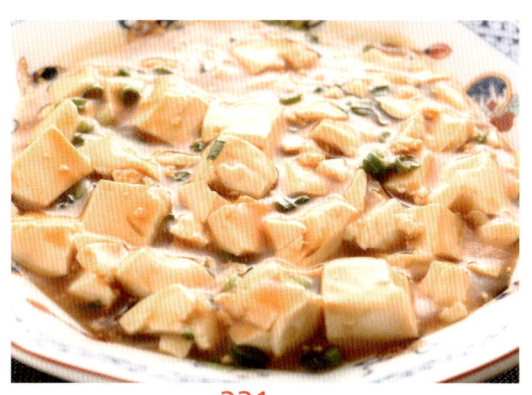

一人当たりエネルギー……231kcal
★たんぱく質 14.0g　★塩分 1.8g

材料（2人分）

豆腐……200g
合い挽き肉……60g
たまねぎ……60g
しょうが……20g
ニンニク……1片
ねぎ……10g
水……60cc
ごま油……小さじ2
片栗粉……小さじ2
豆板醤……大さじ1 ┐
赤味噌……小さじ2 │
砂糖……小さじ1　 ├ 調味料
しょうゆ……小さじ1 │
ケチャップ……小さじ2 ┘

つくり方

1. 豆腐は水切りをしてさいの目に切る。
2. フライパンに油を引き、しょうが、ニンニク、合い挽き肉を炒め、火が通ったらたまねぎも加えて炒める。
3. 2に水、調味料を入れて混ぜ、豆腐、ねぎを入れ、火を通す。水溶き片栗粉でとろみをつける。

story

「夏バテして食欲がない時は、自然と辛いものがほしくなる」という患者さんがいました。そこで麻婆豆腐を提供したところ、「食欲のない時には、こういう香りが食欲をそそるんです」「しっかりとした味つけのものを食べると元気が出てくる気がします」と言っていただくことができました。

ポイント

豆腐を先にさっとゆでておくと調理の時の煮くずれを防ぐことができます。挽き肉はよく炒めて肉の色が変わってからも少し火を通し、肉から油が出るくらいまでしっかり炒めます。嚥下障害のある方には絹ごし豆腐を使うと食べやすいと思います。また、調味料の豆板醤は使いすぎると辛くなるので、少量にとどめましょう。

アレンジ

ご飯にかけて麻婆丼にしても喜ばれます。豆腐の代わりになすを使うと麻婆なすになります。また、あんの中にトマトを角切りにして入れると、少しあっさりとした味になります。

主菜

recipe no.027

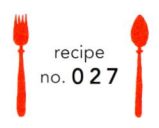

おから団子

こんな方に……　軟らかいもの　食欲不振　噛めない

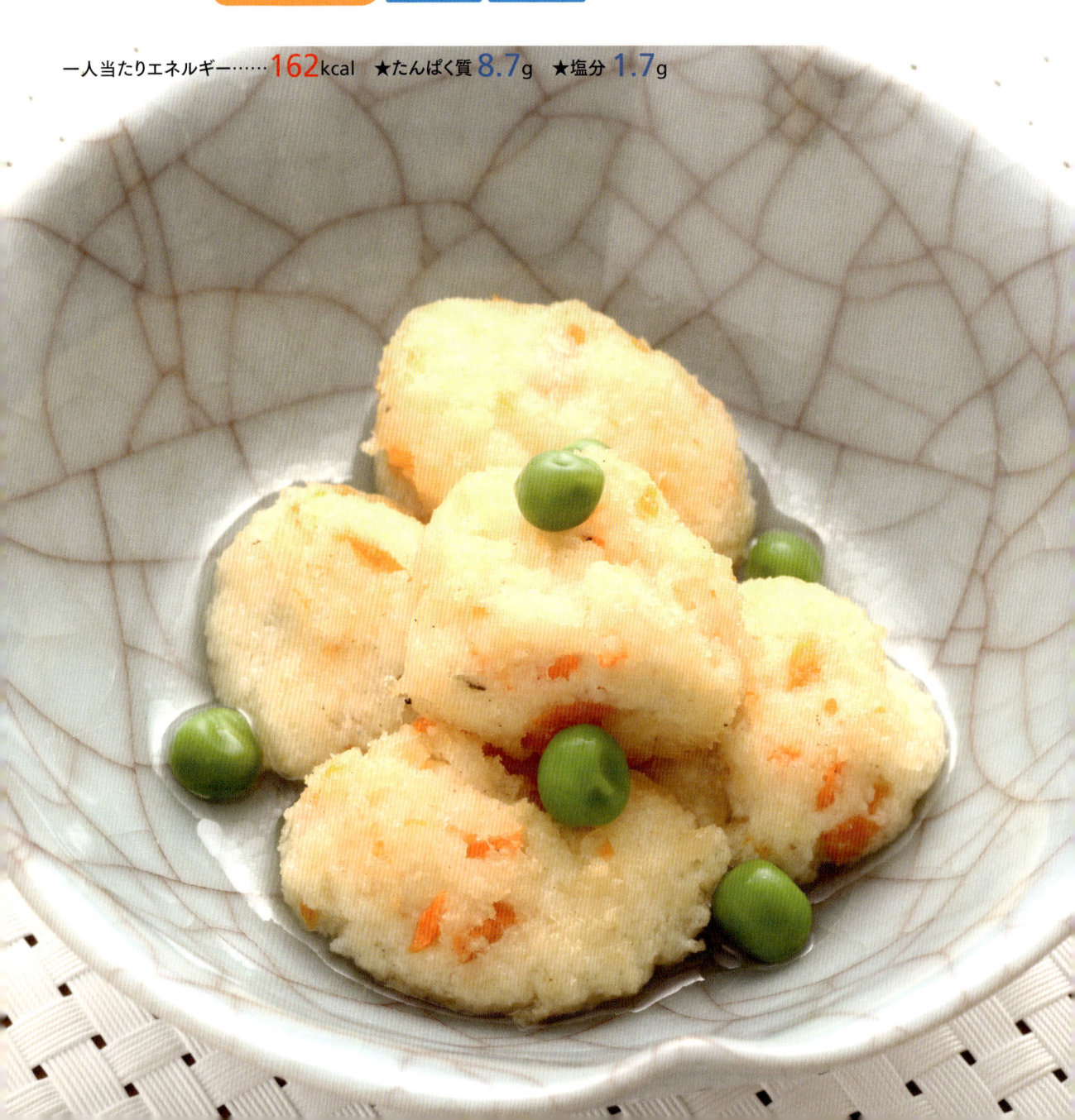

一人当たりエネルギー……**162**kcal　★たんぱく質 **8.7**g　★塩分 **1.7**g

材料（2人分）

おから……60g
鶏挽き肉……15g
たまねぎ……30g
にんじん……15g
サラダ油……小さじ1
豆腐……30g
卵……1個
長芋……60g
揚げ油……適宜
しょうゆ……小さじ2 ┐
塩……少々   ├ 調味料
みりん……小さじ1/2 ┘
グリーンピース……少量

［あんかけ］
だし汁……60cc
しょうゆ、みりん、塩……各適宜
砂糖……小さじ1
片栗粉……小さじ1

つくり方

1. たまねぎ、にんじんはみじん切り、豆腐はさっとゆでて水を切り、長芋はすりおろし、卵は溶いておく。
2. 鶏挽き肉とたまねぎ、にんじんを炒め、おからを加え調味料で水分が飛ぶまで煮る。
3. 荒熱を取った **2** と豆腐、長芋、卵をよく混ぜ合わせ、スプーンで団子状にすくい、油で揚げる。
4. しょうゆ、みりん、塩で味を整えただし汁に片栗粉でとろみをつけたあんを、揚げた団子にかける。彩りにグリーンピースをのせる。

story

看護師から食事介助を受けることをとても申し訳なく感じておられる患者さん。嚥下機能には障害がないものの、口が動きにくく、噛むのが難しいということで、舌でつぶせるくらいの軟らかさを意識しました。

はじめ、すべてをミキサーにかけたものを出したところ、ペースト状になった食事をみて、「病気が悪くなったからこんな食事になったのではないか」と不安に思われました。ゼリー状やふわふわのムース状、ペースト状などさまざまな工夫をしましたが、おからを用いた軟らかい食感の団子は、一般的な病院食のイメージからは大きく離れていて目先も変わり、食欲も増したようで、とてもうれしそうに食べておられました。

recipe no.028

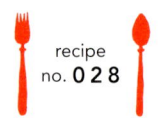

彩り蒸し豆腐

こんな方に……　病院食に飽きた　食欲不振　嚥下困難

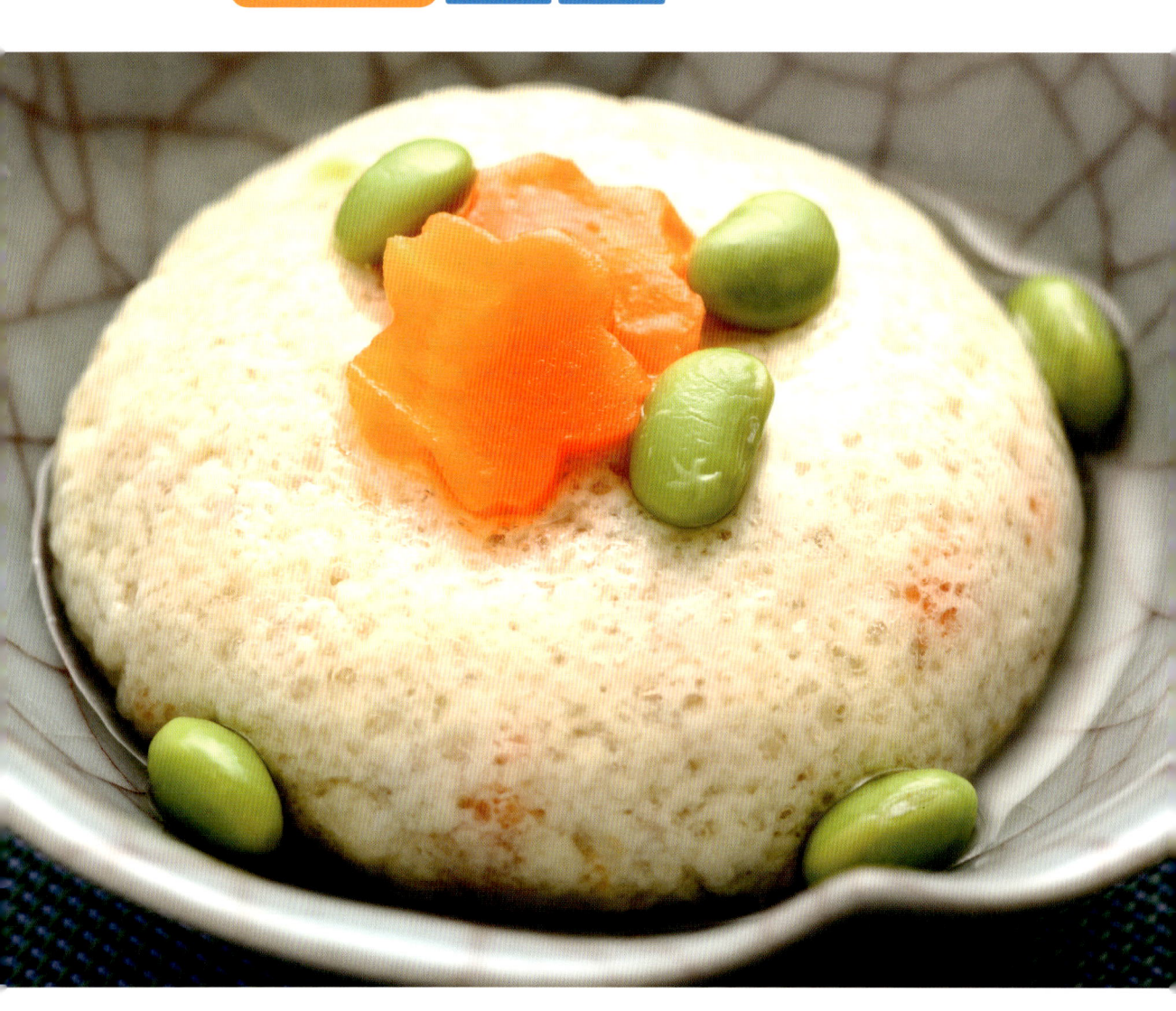

一人当たりエネルギー……**132**kcal　★たんぱく質 **12.3**g　★塩分 **1.0**g

材料（2人分）

豆腐……100g（1/4丁）
長芋……10g
枝豆……10g
たまねぎ……10g
にんじん……15g
鶏挽き肉……60g
卵……1個
だし汁……50cc
　（しょうゆ……小さじ2、だしの素・塩少々、砂糖……大さじ1）

［あんかけ］
薄口しょうゆ……小さじ1弱
片栗粉……小さじ1/2
だし汁……50cc
みりん……少々
塩……少々

つくり方

1. 豆腐はよく水を切り、すり鉢でつぶし、鶏挽き肉、卵と混ぜ合わせる。枝豆、にんじんはみじん切り、長芋はすりおろす（噛みにくい人の場合には野菜をすべてミキサーにかける）。
2. だし汁と調味料を **1** に加えて混ぜる（カロリーとたんぱく質をアップしたい人にはムースゼリーパウダー［☞110ページ］を混ぜる）。
3. ラップを敷いた小鉢に **2** を流し入れて茶巾絞りの要領で絞り、10～15分蒸す。
4. 蒸し上がったら、器に盛ってあんをかける。にんじん、枝豆の飾り切りを添えてもよい。

story

放射線療法施行後、咽頭痛、嘔気による食欲低下のあった患者さんに出したメニューです。「どうしても食欲が出ない。豆腐は好きだったけど、毎日のように冷奴、湯豆腐が続くとうんざりする」という不満を解消したいと考えました。

入院生活が長くなってくると気分も落ち込んでくることもあり、同じような献立が繰り返されると飽きてしまいがちです。

嚥下食でよく使われる豆腐にひと手間加えたこのレシピですが、豆腐とは見た目も味も大きく違うため、患者さんの食欲もアップしました。

ポイント

患者さんの嚥下状態に合わせて軟らかさを調整できます。長芋を増やすとトロトロした、軟らかいものができます。

じゃがいも、かぼちゃ、里芋、白菜やほうれん草の葉先などを入れることで変化をつけることもできます。噛むこと、嚥下に問題のない方は、写真のように枝豆を粒のまま、野菜を飾り切りにして盛りつけることで彩りになります。

recipe no.029

豆乳茶碗蒸しのそぼろあんかけ

こんな方に……　病院食が合わない　小児向け　豆乳のにおいが気になる　食欲不振　嚥下困難

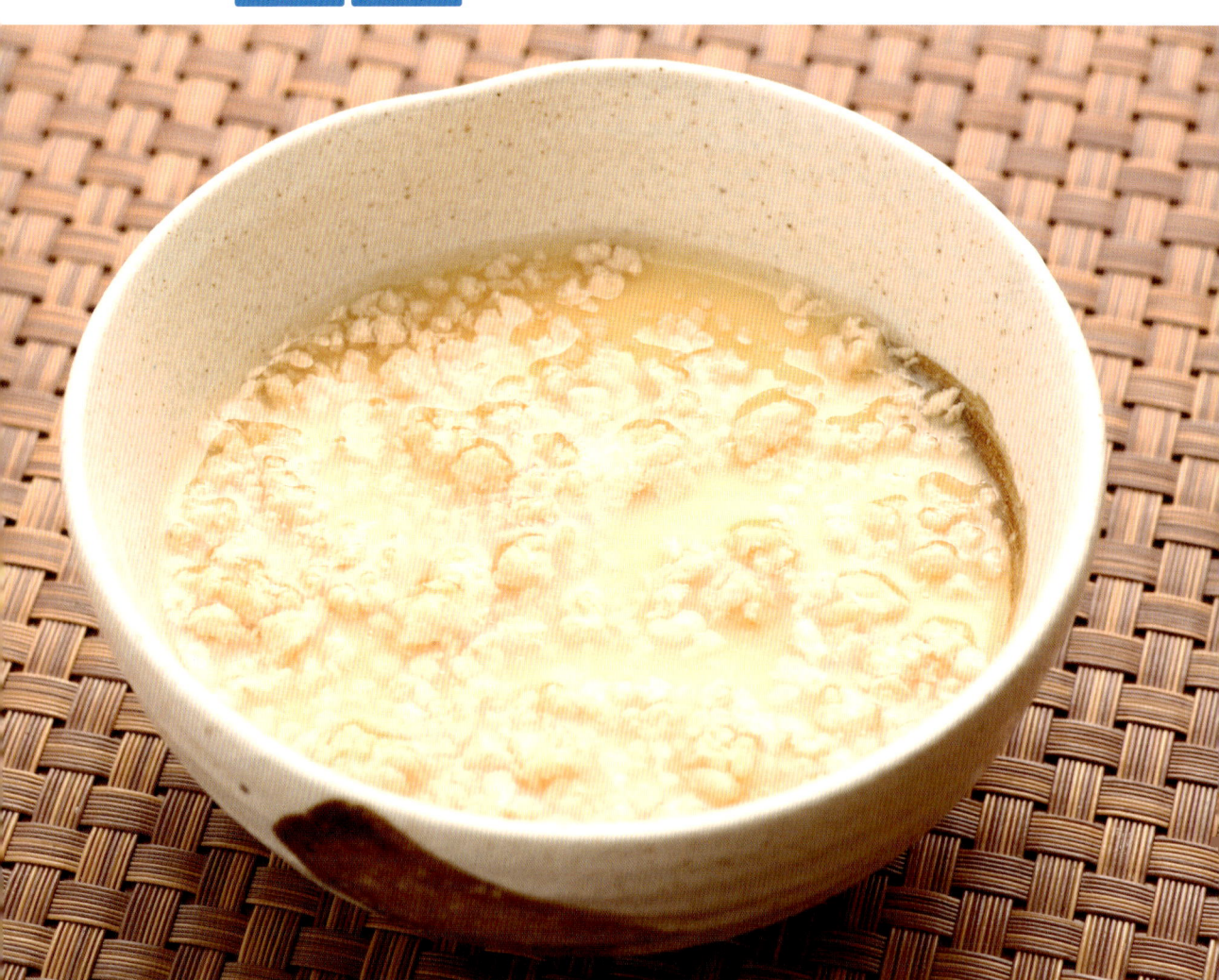

一人当たりエネルギー……**118**kcal　★たんぱく質 **9.5**g　★塩分 **1.9**g

材料（2人分）

[卵液]
豆乳……80cc
卵……1個
だし汁……100cc
薄口しょうゆ……小さじ1/2
塩……小さじ1
みりん……小さじ1

[そぼろあん]
鶏挽き肉……40g
だし汁……40cc
薄口しょうゆ……小さじ1 ┐
みりん……小さじ1弱　　 ├ 調味料
塩……1.0g　　　　　　 ┘
水溶き片栗粉……適量

つくり方

1 卵を溶きほぐし、豆乳、だし汁、薄口しょうゆとよく混ぜ合わせ、茶漉しで漉す。
2 鶏挽き肉はさっとゆでて、アクを取り、調味料とともに鍋で煮る。沸騰したところに水溶き片栗粉を入れてとろみをつけ、そぼろあんをつくる。
3 器に **1** を入れ、10分程度蒸す。蒸しあがったらそぼろあんをかける。

story

女性の患者さんから「豆乳は身体にいいとわかってるんだけど、飲みにくいのよねぇ」という声を聞き、豆乳でつくる茶碗蒸しを考案しました。たんぱく質が豊富かつ、豆乳の臭みを抑えたメニューです。

茶碗蒸しは、嚥下困難や食欲不振の患者さんに提供するメニューとして定番ですが、小児にはあまり受けがよくありません。しかし、そぼろあんをかけたところ、小児の患者さんにも喜ばれるようになりました。小児に提供する際には、柄付きカップで、自分で持ちながら食べられるようにするなど、器にも工夫が必要です。また、食が細くなった患者さんには、量を減らし、小さな器で出すと、食べきることができ、満足感も出てきます。

主菜

ポイント

鶏挽き肉はさっとゆでて、アクを抜きとっておくと、そぼろあんがすき透って、見た目がきれいに仕上がります。

アレンジ

豆乳のかわりに牛乳を使用すると、優しい味に仕上がります。具にゆでた麺を加えてもおいしくいただけます。

recipe no.030

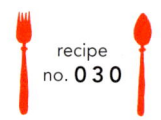

焼き鮭のおろし添え

こんな方に……　魚のにおいが気になる　食欲不振　吐き気

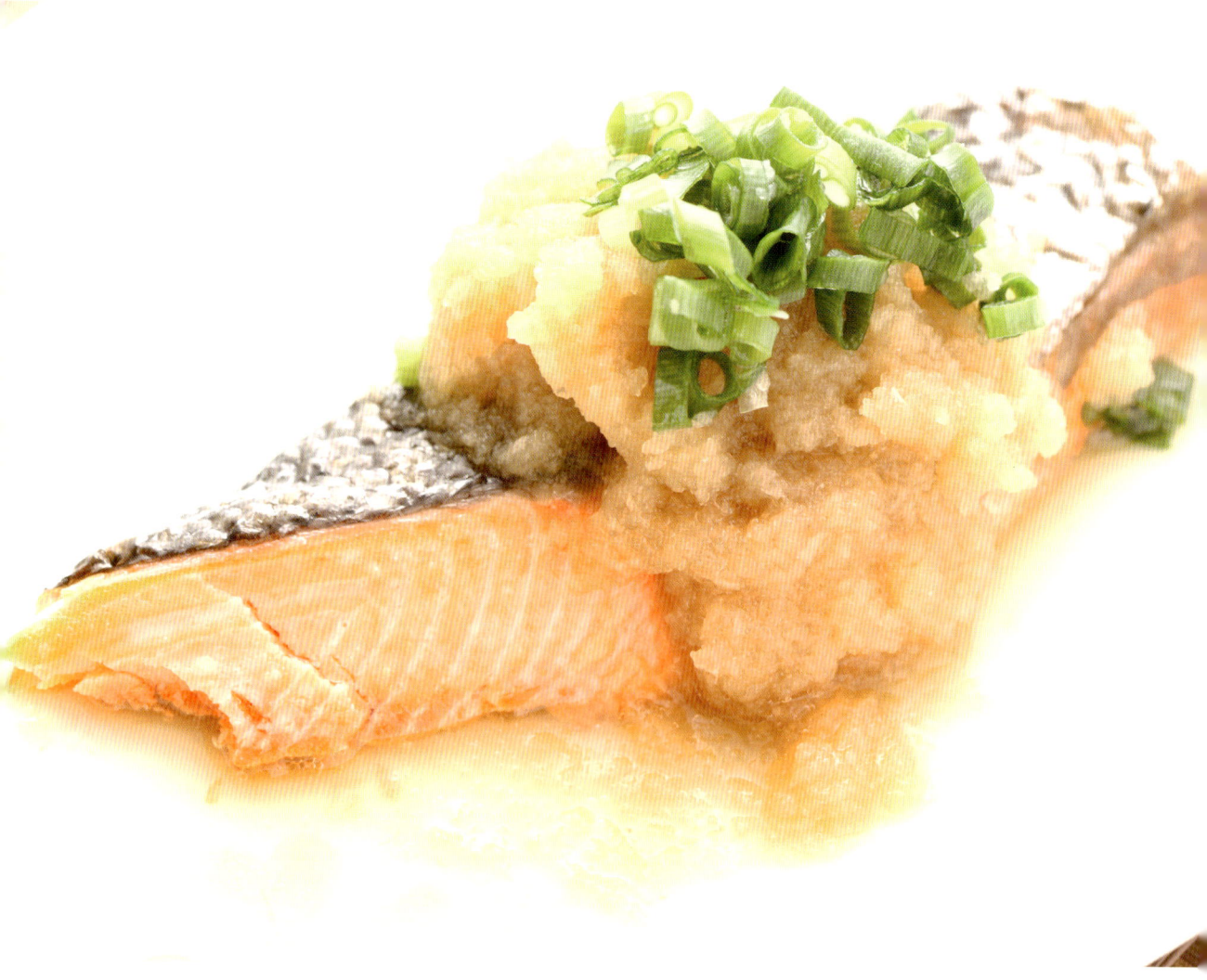

一人当たりエネルギー……**137**kcal　★たんぱく質 **13.9**g　★塩分 **1.6**g

材料（2人分）

塩鮭（甘塩）切身……2切
大根……2cm
小ねぎ……少々
濃口しょうゆ……小さじ1
みりん……小さじ1
塩……少々
だし汁……40cc

つくり方

1. 大根は皮をむいてすりおろし、軽く水気をしぼる。小ねぎは小口切りにする。
2. 塩鮭はグリルかフライパンで両面こんがりと焼く。
3. 鍋に調味料を入れて混ぜ合わせ、大根おろしを加えて火にかけ、ひと煮立ちさせる。
4. 鮭の上に3の大根おろしをのせ、仕上げに小ねぎをかける。

ポイント

おろし大根のソースに片栗粉で少しとろみを加えると、おろし大根から水分が出にくく、飲み込みの悪い方にも対応できます。嚥下機能によって異なりますが、鮭の身は、だし汁を適量加えながらほぐしておくと食べやすくなります。

story

食欲がないからといって、まったく食事をとらないでいるとますます食べられなくなります。一口でも口にすると、それがきっかけで食事がとれるようになることもあります。「鮭が好き」という患者さんに、見栄えがあっさりとしたメニューにしようとおろし大根でソースをつくりました。

「魚のにおいが気になる」という方でも、鮭のにおいは気にならない方が多く、おろし大根ソースによって魚のにおいをさらに抑えることができます。普段の病院食メニューとして出している魚の塩焼きよりも「食べたい」という気持ちがわいてくるようです。

主菜

recipe no.031

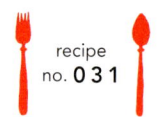

白身魚の煮つけ

こんな方に……　魚のにおいが気になる　味の濃いものが食べたい　吐き気　味覚の変化

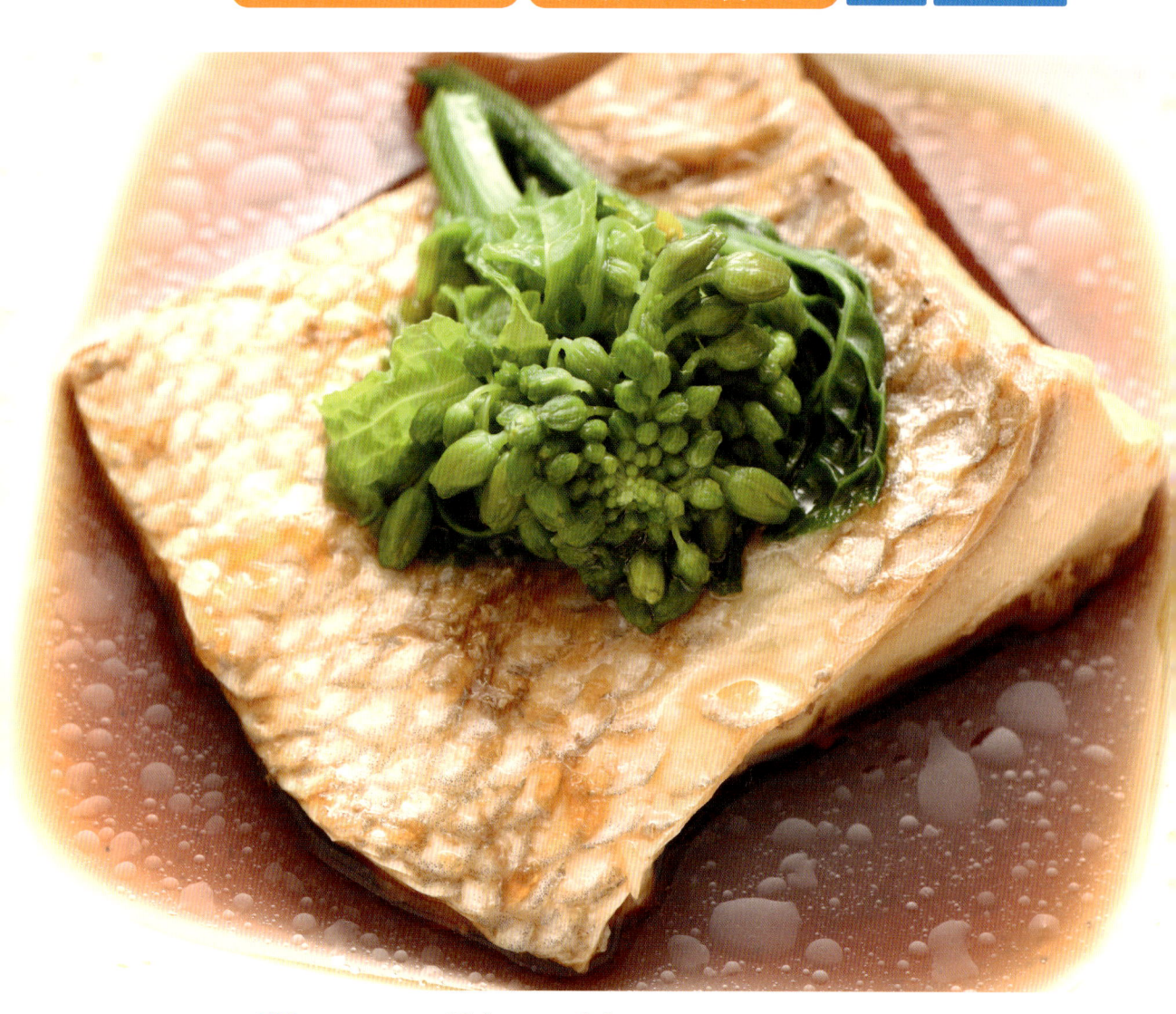

一人当たりエネルギー……**134**kcal　★たんぱく質 **17.0**g　★塩分 **1.0**g

材料（2人分）

鯛……80g × 2切
水……135cc
しょうゆ……小さじ2 ┐
甘露しょう油……小さじ2 │
酒……大さじ3 ├ 調味料
みりん……小さじ2 │
砂糖……大さじ1/3 │
塩……少々 ┘
菜の花……15g

つくり方

1. 鍋に水と調味料を入れ沸騰させ、白身魚を入れる。菜の花は別の鍋でゆでる。
2. 鍋に落しぶたをして中火で20分くらい煮て、水分が半分くらいになるまで煮る。
3. 皿に **2** を盛りつけ、ゆでた菜の花を飾る。

story

家の近くがすぐ海で、小さい頃から、新鮮でおいしい魚を食べていたという患者さん。魚を食べたいけれど、病院で出される魚料理はにおいが気になり、食べにくいとおっしゃっていました。そんな患者さんのために、においを少しでも気にならないよう白身魚を使用した煮魚を出しました。「青魚よりはにおいが気にならない。久しぶりに魚を食べることができた」と喜んでもらえました。

主菜

ポイント

白身魚はくせがなく、青魚よりあっさりしていますが、そのぶん味つけがポイントとなります。魚は短時間で火を通し、軟らかく仕上げます。また臭みを抑えるためには、「煮汁が煮立ってから魚を入れる」のがポイントです。青魚でも、しょうが、ねぎなどの香味野菜と一緒に煮ることで、ある程度においを抑えることが可能です。

アレンジ

魚のにおいを抑えるレシピとしては、ほかに白身魚のあんかけ、ホイル焼きなども好評です。あんかけはかなりにおいを抑えることができます。ホイル焼きの場合には、レモンやパセリなど、香りが強いものと蒸し焼きにすることで、においが気になりにくくなります。

recipe no.032 サバの味噌煮

こんな方に……　魚のにおいが気になる　味覚の変化

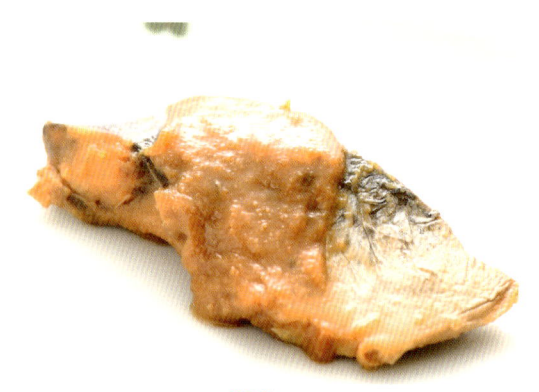

一人当たりエネルギー……**123**kcal
★たんぱく質 **9.5**g　★塩分 **1.3**g

材料（2人分）

サバ（切り身）……2切
しょうが……1かけ
水（またはだし汁）……60cc
味噌……大さじ1　⎫
砂糖……小さじ2　⎪
みりん……小さじ2　⎬ 調味料
しょうゆ……小さじ1　⎪
酒……小さじ2　⎭

つくり方

1. 鍋に水（またはだし汁）、調味料、薄切りにしたしょうがを入れて火にかける。煮立ったらサバを入れ、落し蓋をして中火で7〜8分煮る。
2. 1の煮汁に味噌を溶き入れ、さらに弱火で2〜3分煮る。
3. 器に魚を盛り、煮汁をかける。

story

「何を食べても味がしない。でも、懐かしい料理は、記憶から味を感じることができるんだ」と話す患者さん。懐かしい味や好きだった味をうかがい、患者さんにとっての懐かしい味である「サバの味噌煮」を再現しようと試みました。患者さんからは「昔よく家で食べていた味を思い出せた。青魚はにおいが気になるけど、味噌煮なら食べられる」と言っていただけました。
　サバの味噌煮は青魚独特の臭みが軽減し、見た目に味がしっかりしていそうに見え、味噌の香ばしい香りもあって、食欲をそそるメニューです。

ポイント

ひと手間かける余裕があれば、サバの下準備をしておきましょう。鍋に湯を沸かして、サバの切り身を10秒くらいくぐらせます。身が白くなったら氷水にとり、血合いや汚れを丁寧に取り除きます。これで、青魚の生臭さを抑えることができます。

アレンジ

サバを煮る時に梅干を加えると、少し酸味が加わり、さっぱりとした味になります。

recipe no.033

かれいの干物

こんな方に……　魚のにおいが気になる　あっさりしたものが食べたい　食欲不振　味覚の変化

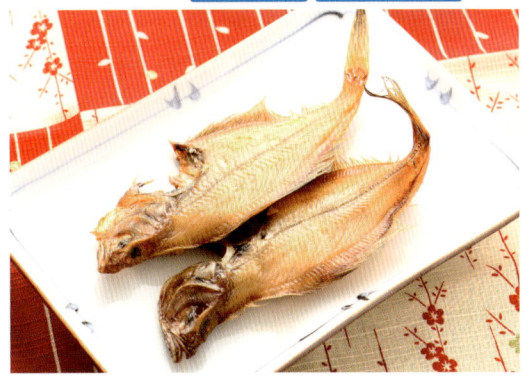

一人当たりエネルギー……**47**kcal
★たんぱく質 **8.1**g　★塩分 **0.4**g

材料（2人分）
かれいの干物……大2枚

つくり方
1 かれいの干物を、少し焦げ目がつく程度に焼く。

story
「煮魚はふたを開けたときのにおいで吐き気を感じます。特に脂っこい魚は食べにくい」という患者さんでしたが、「干物だったら、塩分もきいていて食べやすいのでは」と考えました。経験上、煮魚のにおいが苦手な方でも、干物や塩焼きの魚は、きれいに食べてくれることがあります。出してみると「魚は食べにくいと思っていたけれど、干物だと意外に食べやすいんですね」と驚かれました。特に、当院がある島根在住の方は、近海物のかれいの干物を好まれるため、笑顔を見せてくれることの多いメニューです。

主菜

ポイント
はけを使って少量みりんを塗るとおいしそうな焦げ目がつきます。好みでおろし大根を添えると食欲も上がります。

recipe no.034

魚のすり身のゼリー寄せ

こんな方に…… 魚のにおいが気になる 嚥下困難

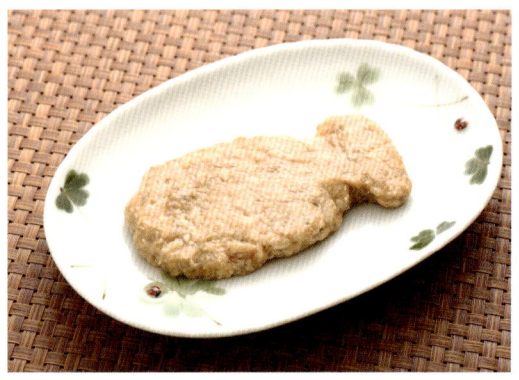

一人当たりエネルギー……**71**kcal
★たんぱく質 **10.2**g　★塩分 **1.0**g

材料（2人分）

魚……80g
しょうゆ……小さじ1 ┐
刺身しょうゆ……小さじ1 │
みりん……小さじ1 ├ 調味料
酒……大さじ3 │
だし汁……大さじ3 ┘

［ゼリー液］
魚の煮汁……60cc
だし汁……大さじ1
ソフティア2ゲル……小さじ1½（1.2g）

つくり方

1 魚を調味料で煮て、身をほぐす。煮汁は別にとっておく。
2 魚の煮汁とだし汁を温め、ソフティア2ゲル［110ページ］を加えゼリー液をつくる。
3 ほぐして荒熱をとった魚と 2 を混ぜ合わせ、魚の形に整えて冷やし固める

story

「煮魚は好きだけど、もさもさしていて食べにくい」という方のために、魚の身をほぐして提供してみましたが、食べにくそうでした。身をほぐす際に煮汁をたくさん含ませながらほぐしてもうまくいかなかったので、「煮こごり」をイメージして、煮汁とほぐし身を混ぜて、ゼリー状に固めて提供してみました。すると、「これはいいよ。おいしかった！」と食べていただくことができました。

　身をミキサーなどでペーストにしてしまうと、においが強くなる傾向があります。魚のにおいが苦手、という方でも、このようにほぐし身をゼリーで固めたものであれば食べられることがあります。

ポイント

患者さんの体調に合わせてですが、魚は大きめにほぐしておくと食感を楽しむことができます。

recipe no.035

魚のおろし包み

こんな方に…… 魚のにおいが気になる 噛めない 吐き気

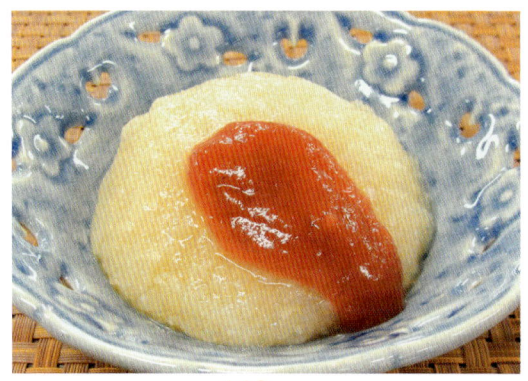

一人当たりエネルギー……112kcal
★たんぱく質 8.4g　★塩分 0.6g

材料（2人分）

煮魚（種類は何でもOK）……80g × 2 切
だし汁……50cc
おろし大根……カップ ½
サラダ油……大さじ 1
塩……少々
ソフティア 2 ゲル……小さじ ½

つくり方

1. 煮魚は骨を取り除き、ほぐす（ほぐし具合は個別に調整）。サラダ油を加え、団子状に丸める。
2. だし汁にソフティア 2 ゲル［☞ 110 ページ］を加えて火にかける。溶けたらおろし大根を混ぜて大根ゼリーをつくる。
3. 1 の魚のほぐし身団子を 2 の大根ゼリーで包む。好みで梅肉ソースなどをかける。

story

食後に吐き気を誘発することが多い患者さんで、希望に添ったメニューを出しても、やはり吐き気が収まらなかったため、食事の様子を見学させてもらったところ、噛む回数が少ないことがわかりました。患者さんには噛む回数に注意してもらいつつ、しっかり噛まなくても飲み込める食事メニューを検討しました。

魚のほぐし具合で仕上がりの口当たりが変わりますので、患者さんの嚥下状態や好みによって調整できるのがこのレシピのポイントです。魚をよくほぐすと飲み込みやすく、荒めにほぐすと食感が残り喜ばれます。大根おろしゼリーの皮で包むことで魚のにおいが薄れるため、「食器のふたを開けたときの魚のにおいが嫌で食べられない」という方にも向いた料理です。

主菜

recipe no.036　揚げギョウザ

こんな方に……　**肉のにおいが気になる**　**味の濃いものが食べたい**　**味覚の変化**

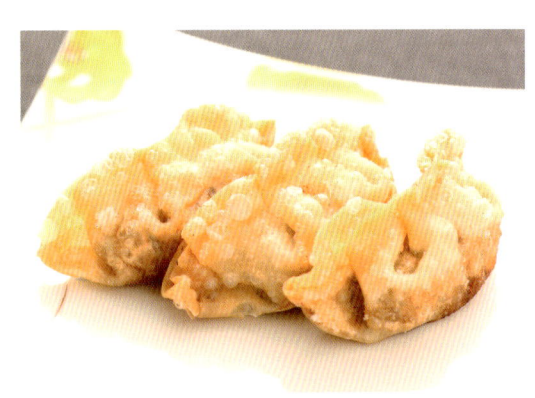

つくり方
1 冷凍ギョウザを凍ったまま油で揚げる。
2 器に盛る。

一人当たりエネルギー……**244**kcal
★たんぱく質 **7.5**g　★塩分 **1.2**g

材料（2人分）
冷凍ギョウザ……6個
揚げ油……適宜

story
「肉のにおいが気になる」という患者さんに提供したレシピです。ギョウザの皮で包むことで、肉のにおいが気になりにくくなるようです。「パリパリとした食感がいつもと違う、食べる楽しみにつながった」と言ってもらえました。さらに、中華風のあんや野菜の甘酢あんをかけると、あっさりと食べることができます。

ポイント
揚げる温度は中温170℃くらいが適当です。低温から揚げると揚げ時間が長くなり、脂っこくなってしまうので注意してください。

recipe no.037 軟らかフィッシュバーグ

こんな方に……　魚のにおいが気になる　嚥下困難

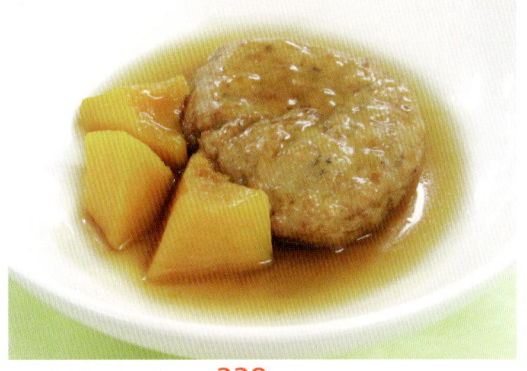

一人当たりエネルギー……**238kcal**
★たんぱく質 **12.8**g　★塩分 **1.6**g

材料（2人分）

マイワシのミンチ……80g
豆腐……100g（1/4丁）
たまねぎ……20g
にんじん……20g
卵……1/3個
しょうがの絞り汁……少々　┐
しょうゆ……小さじ1　　　│
砂糖……小さじ1弱　　　　├ 調味料
塩……少々　　　　　　　　│
片栗粉……大さじ1弱　　　┘
サラダ油……適宜
だし汁……60cc
揚げ油……適量

［つけ合わせ］
かぼちゃの煮物（かぼちゃ90g、しょうゆ4.5cc、砂糖3g、だし汁適宜）

つくり方

1. たまねぎとにんじんはみじん切りにしてボウルに入れ、崩した豆腐、ミンチにしたマイワシと調味料を入れてよくこねる。
2. 1をハンバーグのような形に整え、キツネ色になるまで揚げる。さらにだし汁で煮る。
3. かぼちゃの煮物とともに盛り合わせる。

story

　イワシは骨が多く、一般的にはがん患者さんに出しにくい魚ですが、ミンチにすれば問題ありません。山陰の海に近い当院では新鮮なイワシを手に入れることが容易であり、イワシ料理を好む方も多くいます。この患者さんも、定番になっている白身魚だけでなく、イワシを食べたいと希望されました。しかし嚥下障害があり、においも気になるようでしたので、調理法を工夫しました。

　新鮮なイワシを使い、また煮込む前に油で揚げることによって、魚の臭みをとっています。仕上がりの固さは揚げる時間で調整します。エネルギーアップが必要な方は通常の油で、カロリー制限のある方はマクトンオイル［☞110ページ］を使用するなど、工夫が可能です。

　「舌でほぐれる感じが最高、味もおいしい」「懐かしい味」「ふわふわと軟らかで食べやすかった」「満足感が味わえた」と、さまざまな患者さんから評判の良かったレシピです。

主菜

recipe no.038

野菜たっぷりがんもどき

こんな方に……　何を食べたいかわからない　気分転換になる　野菜が苦手　食欲不振

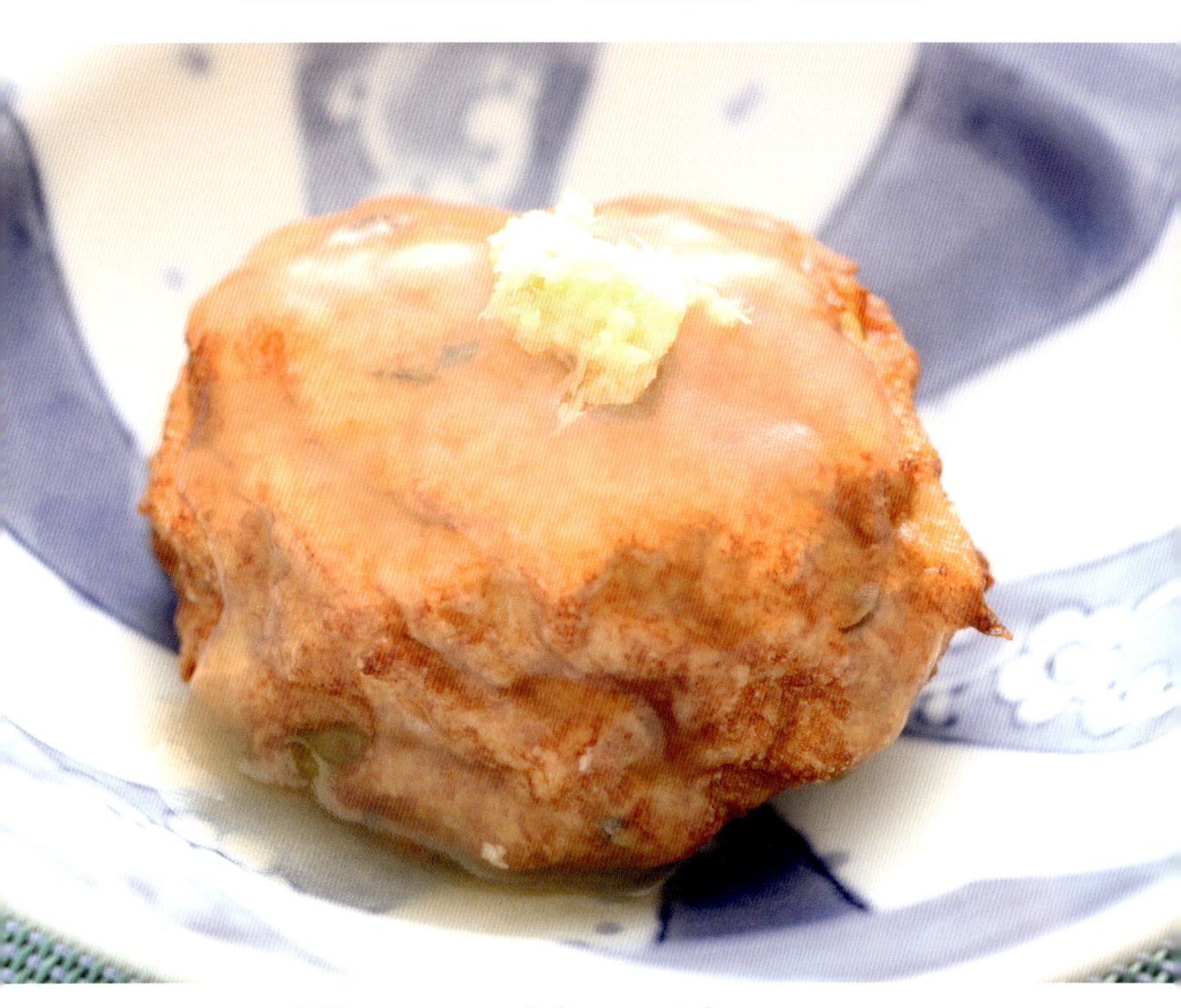

一人当たりエネルギー……**203**kcal　★たんぱく質 **9.3**g　★塩分 **1.0**g

材料（2人分）

鶏挽き肉……50g
たまねぎ……40g
にんじん……20g
竹の子……16g
枝豆……20g
豆腐……1/4丁
きくらげ……3g
れんこん……50g
長芋……30g
卵……1個
しょうが……少々
揚げ油……適量

[調味料]
しょうゆ……小さじ1/2
みりん……小さじ1弱
塩……少々

[あんかけ]
だし汁……大さじ2½
しょうゆ……小さじ1
みりん……小さじ1/2
片栗粉……適量

つくり方

1 たまねぎ、にんじんはみじん切りにし、竹の子ときくらげは大きめのみじん切りにする。れんこんはゆでてからすりおろすか、フードプロセッサーにかける（生のままだと粘りが少なく、ゆでたほうが粘りが強くなる）。豆腐は水切りせずにつぶす。

2 すべての材料と調味料を加えて、しっかり混ぜ合わせる。

3 小判型に形を整えて、キツネ色になるまで油で揚げる。別の鍋にあんかけの材料を入れ、ひと煮立ちさせたら火を止め、水溶き片栗粉を入れる。

4 皿に**3**を盛りつけて、あんをかけてすりおろしたしょうがをのせる。

ポイント

野菜は大きめのみじん切りにしたほうが食感がいいです。

story

「何を食べたいかわからない」という患者さんに、ありあわせの材料で、見た目に変化のあるメニューを提供したいと考えてつくったメニューです。材料そのものは病院食の煮物によく入っているものばかりですが、油で揚げてあんかけにすることで、違った食感が楽しめるようになります。

recipe no.039

だし巻き卵

こんな方に……　懐かしい味　食欲不振

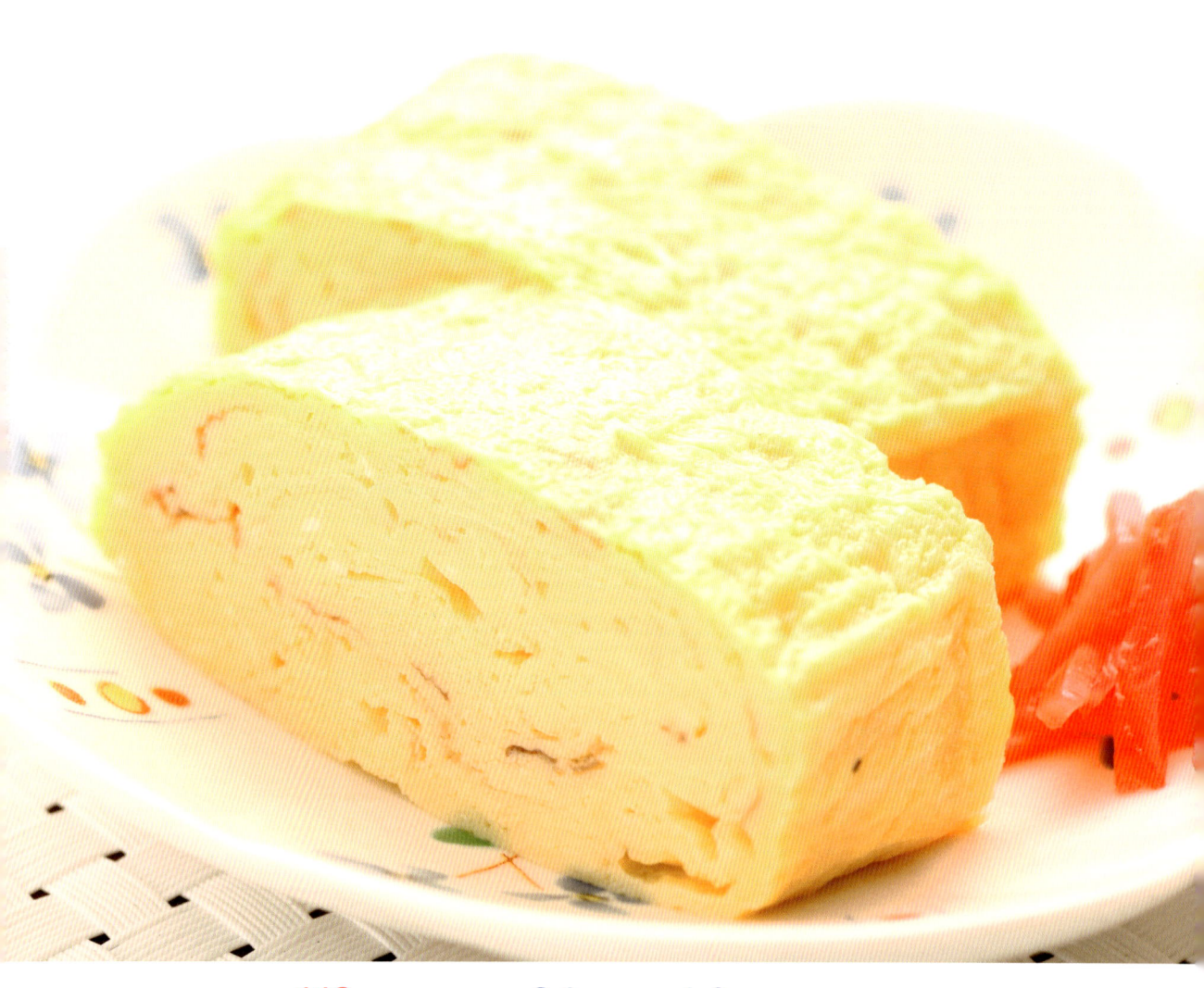

一人当たりエネルギー……**113**kcal　★たんぱく質 **6.1**g　★塩分 **1.0**g

材料（2人分）

卵……2個
塩……ひとつまみ
だし汁……大さじ2½
砂糖……小さじ1½
しょうゆ……少量

つくり方

1 卵をよく溶き、塩、砂糖、しょうゆ、だし汁を加えて泡立てないように混ぜ合わせる。フライパンに油を熱し、溶き卵の1/3量を流し入れ、巻く。
2 さらに、1/3量を流し入れ、巻く。これを繰り返す。
3 フライパンから巻きすにのせ、巻く。少し時間をおいてから切る。

story

甘い卵焼きが食べたいという患者さんの要望がありました。「懐かしい味がしておいしい!!と喜んで全部食べました」と家族の方からメッセージをいただくことができました。

ポイント

卵はかき混ぜすぎず、白身のコシを切るように混ぜると冷めてもふっくらした卵焼きになります。強火で手早く焼いたほうが、ふんわりきれいに焼きあがりますが、慣れないうちは中火で焼きます。砂糖の量はお好みで加減し、患者さんにとっての懐かしい味に近づけます。

アレンジ

だし巻き卵にみじん切りの野菜を入れ、仕上げにあんをかけると野菜嫌いな人でも野菜を食べてもらいやすくなります。また、青じそを刻んで入れると香りがよく、食欲をそそります。

recipe no.040

明太子入り卵焼き

こんな方に……　病院食に飽きた　食欲不振　噛めない

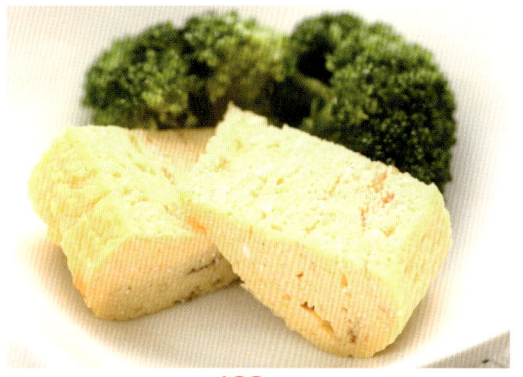

一人当たりエネルギー……**123**kcal
★たんぱく質 **10.4**g　★塩分 **1.3**g

材料（2人分）
卵……2個
明太子……中サイズ　1/3
砂糖……小さじ1/2
しょうゆ……少々
みりん……少々
油……適宜

つくり方
1 卵を溶き明太子を混ぜ合わせる。
2 フライパンに油を引き **1** の1/3量を流し入れて巻く。
3 巻けたら、また1/3量を流し入れて巻く。これを繰り返す。
4 フライパンから巻きすにのせて巻く。

story
「病院で出てくるおかずはご飯がすすまない」という患者さん。「入院してからやせていく一方だ」という言葉に、どうにかして食べてもらえるものを見つけたいと考えました。70ページの「だし巻き卵」はご飯のおかずにならないとのことだったので、ご飯によく合う味の卵焼きにアレンジしました。「明太子のプチプチとした食感が楽しい」と言ってもらうことができました。

ポイント
明太子は薄皮に切り目を入れて、包丁で中身をこそげ出す。焼き上がったらすぐに巻きすかアルミホイルに包んで長方形に整えると、きれいに仕上がります。

アレンジ
明太子以外にも、しらすや余り物のひじきの煮物などを使ってもおいしくできます。

recipe no.041 ハムエッグ

こんな方に……　　ハムエッグが食べたい　　懐かしい味　　食欲不振

一人当たりエネルギー……**144**kcal
★たんぱく質 **9.6**g　★塩分 **0.7**g

材料（2人分）
卵……2個
ロースハム……40g
サラダ油……大さじ1½
塩、こしょう……適宜
レタス……10g
パセリ……適宜

つくり方
1. 熱したフライパンにサラダ油を引き、ロースハムを入れ、その上に卵をのせ、水を入れてふたをする。30秒程度蒸し焼きにしたら、塩、こしょうをふる。
2. 器にレタスを敷き1をのせ、パセリを飾る。

story
病院の朝食に出る目玉焼きは大量調理のため、蒸したようなイメージに仕上がりがちです。「焦げ目がついて、香りもいいハムエッグが食べたい」という希望があったので、食欲が戻ることを期待して、フライパンで焦げ目がつくように焼いて提供しました。
しっかり焦げ目がついていて「この焦げ目があると食欲が増すんだよね」と喜んでいただけました。

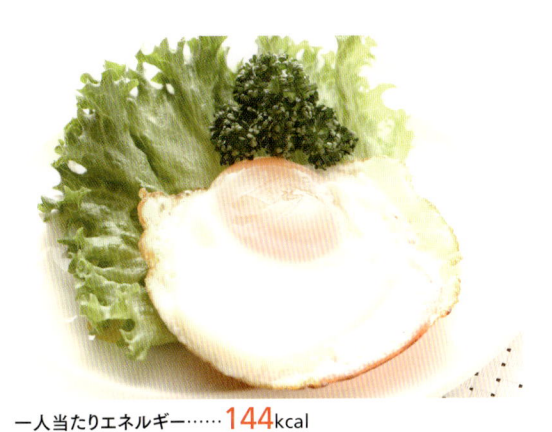

主菜

ポイント
冷蔵庫から出し、室温に戻した卵を使うのが上手につくるコツ。冷たいままの卵でつくると、卵に火が通る頃にハムが固くなってしまいます。

アレンジ
ハムエッグは、食パンにはさんで食べてもらってもよいでしょう。患者さんから「ハムエッグとご飯は合う」という意見もあり、ご飯にのせて「ハムエッグ丼」として提供することもあります。どちらも好評です。

recipe no.042

居酒屋風串焼き

こんな方に……　気分転換になる　病院食に飽きた　何が食べたいかわからない　食欲不振

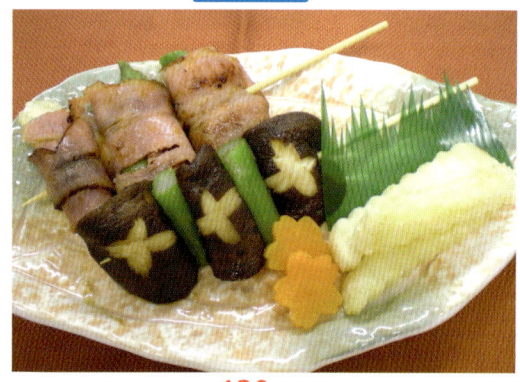

一人当たりエネルギー……**130**kcal
★たんぱく質**43**g　★塩分**0.4**g

材料（2人分）

アスパラガス……60g（2本）
ベーコン……40g（2枚）
しいたけ……60g（6枚）
冷凍フライドポテト……40g
にんじん……20g
塩……少々
しょうゆ……小さじ1 ┐
みりん……小さじ1 ├ 調味料
酒……小さじ1 ┘

つくり方

1 アスパラガスは塩ゆでし、ベーコンで巻き、串に刺す。
2 しいたけは飾り包丁を入れて、アスパラガスと交互に串に刺す。
3 1と2の両面をフライパンで焼き、余分な油はペーパーで拭き取る。焼き目がついたら調味料を入れ、煮からめる。
4 人参は花形に型抜きし、軟らかくゆでる。
5 器に盛り付け、にんじん、フライドポテトを添える。

ポイント

好みの材料をフライパンや魚用グリルで焼き、甘辛いしょうゆダレをからめるだけで簡単にできるレシピです。

story

　化学療法のために、短期入院を繰り返した患者さん。治療が始まると、吐き気が強く、食欲が低下しました。若い患者さんで、口から物を食べることに障害はありませんでしたが、「（自分が）何が食べたいのかわからない」と話されていました。お話をうかがうと、入院するまでは友達とよく居酒屋さんに行っていたそうです。そこで、見た目や味、盛りつけを居酒屋さん風に工夫しました。「居酒屋さんみたいで感激でした！　何気なく話したこと（居酒屋さんに行ったこと）も覚えてくれていてうれしかった。入院してから食事の時間が苦痛だったけど、今は楽しみです」という、うれしい言葉をいただきました。ちょっとした工夫で気分を変えていただくことで、食欲不振、吐き気がある方でも食事をとっていただくことができる一例です。

recipe no.043 手づくりシウマイ

こんな方に……　病院食に飽きた　小児向け　食欲不振　味覚の変化

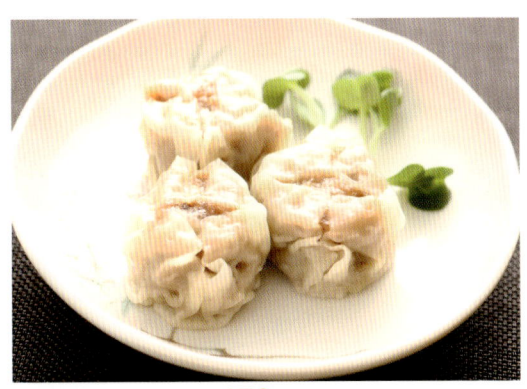

一人当たりエネルギー……**178**kcal
★たんぱく質 **14.1**g　★塩分 **1.5**g

材料（2人分）
豚挽き肉……120g
たまねぎ……1/4個
シウマイの皮……10枚
キャベツ……1枚
オイスターソース……小さじ1 ┐
片栗粉……小さじ2　　　　　│
塩……適宜　　　　　　　　　├ 調味料
砂糖……適宜　　　　　　　　│
こしょう……適宜　　　　　　┘

つくり方
1. たまねぎを粗めのみじん切りにしてボウルに入れ、片栗粉を振り入れて混ぜる。
2. 豚ミンチ、調味料と **1** を混ぜ、粘り気が出る程度までこねる。
3. 皮の上に **2** をのせシウマイの形にする。
4. 蒸し器の上にキャベツを1枚のせ、その上にシウマイをのせて10分程度蒸す。

story
売店の惣菜を病室に持ち込むことが多い患者さんに、どのような物であれば食べられるか、ゆっくりとお話を聞きました。すると、病院食で基本となっている「主食＋主菜＋副菜」では食欲がわかない、とのことでした。その後、外食の話題の中で、某ドーナツチェーンで飲茶を提供しはじめたということを話題にしたところ、「飲茶、食べてみたいな」と言われたため、このレシピを提供しました。

主菜

ポイント
嚥下障害の方にはシウマイの皮を白菜の葉先で包み、タネに豆腐を入れると軟らかく仕上がります（嚥下障害の程度は患者さんによってまったく異なるので、患者さんの食べる様子を観察しながら提供することが大切です）。

アレンジ
シウマイのタネにカレー粉を加えるなど、変化をつけることができます。また甘酢あんをかけると、変わった味が楽しめます。

recipe no.044

じゃがいもスープ

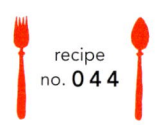

こんな方に……

あっさりしたものが食べたい　野菜が苦手　少しでも口にしたい
水分ならとれそう　吐き気　口内炎　嚥下困難

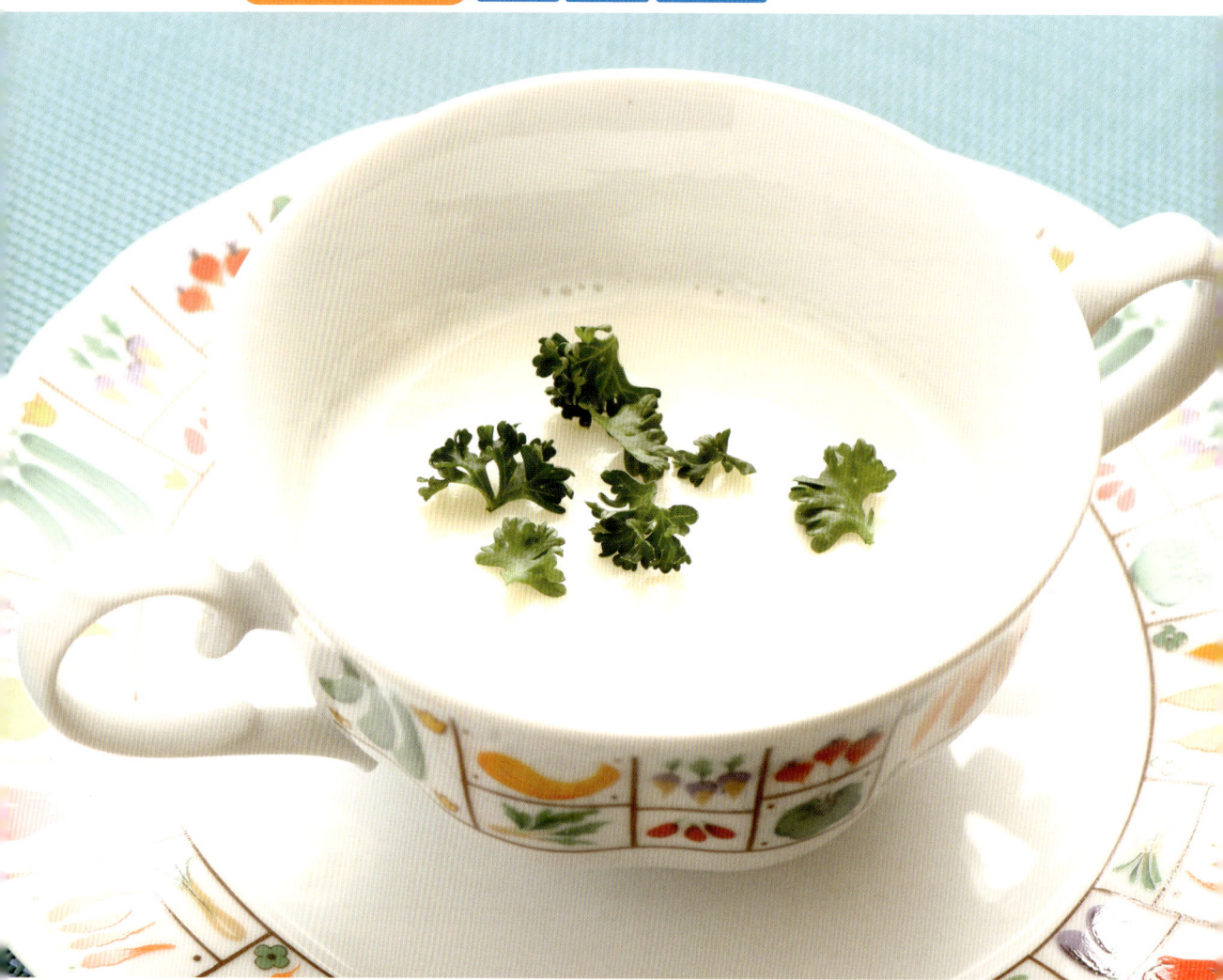

一人当たりエネルギー……**394**kcal　★たんぱく質 **5.8**g　★塩分 **1.2**g

材料（2人分）

- じゃがいも……150g
- たまねぎ……50g
- 生クリーム……100cc
- 塩、こしょう……少々
- コンソメ……1個
- 牛乳……カップ1
- バター……大さじ1
- 水……カップ1
- パセリ……少々

つくり方

1. じゃがいも、たまねぎは薄くスライスしておく。
2. 鍋にバターを入れ中火にかけ、たまねぎを加えてしんなりするまで炒める。じゃがいも、水、コンソメを加えて軟らかくなるまで煮る。
3. 上記2の荒熱がとれたら、ミキサーでペースト状にする。鍋に移し、牛乳、生クリームを加え、塩、こしょうで味を整えて器に入れパセリを散らす。

story

常備野菜のじゃがいもとたまねぎで簡単にできるポタージュスープです。食欲のない患者さんはシンプルであっさりした味を好まれますが、それでも野菜だけのスープでは物足りないと感じておられる方も多いようです。しかし、ベーコンやウインナーを入れるとあっさりしたスープにはなりません。あっさりしていて、なおかつ満足感もあるスープとして、じゃがいもと牛乳を使った食べ応えのあるメニューをつくりました。

ポイント

たまねぎは焦がさないようじっくり炒めることで、甘みが出ます。牛乳と生クリームは煮立たせると分離してしまうので注意しましょう。

アレンジ

患者さんの体調や気分によって、できあがったスープを冷やして、冷製スープとして提供することもあります。

recipe no.045 とろろ芋

こんな方に……　あっさりしたものが食べたい　何も食べたくない　嚥下困難　味覚の変化

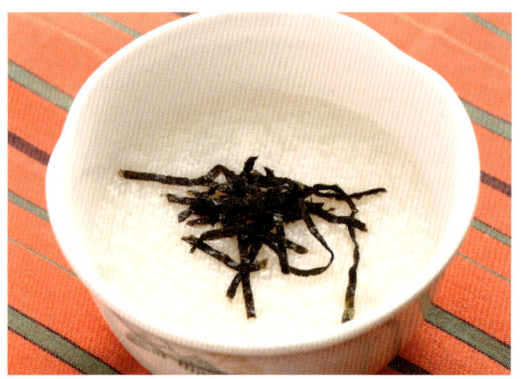

一人当たりエネルギー……**65**kcal
★たんぱく質 **2.2**g　★塩分 **0.1**g

材料（2人分）
長芋……200g
きざみ海苔……少々
しょうゆ、またはめんつゆ……少々（好みの量）

つくり方
1. 長芋は泥をきれいに洗い、皮をむき、酢水につける（色をきれいに仕上げるため）。
2. ペーパーで水分をよく拭き取り、すりおろす。器に盛り、しょうゆ、またはめんつゆと海苔をかける。

story
　食欲がなく、「何を食べたいかわからない」と言う患者さん。お茶漬けのようにさらさらとしたものなら食べられるのではないかと思い、とろろ芋をご飯と一緒に出しました。また、おかずが食べられなくなっても、お米は食べたい、ご飯を食べないと体力がつかないと不安な患者さんにも、ご飯にとろろ芋を添えると、食事が進むようです。

ポイント
だし汁を少しずつ加えて好みの濃度にのばすことで「とろろ汁」にすることが可能です。同じように、同量の味噌汁でとろろ芋をのばしてもおいしくいただけます。

recipe no.046

白菜の漬物

こんな方に……　漬物が食べたい　あっさりしたものが食べたい　懐かしい味　食欲不振

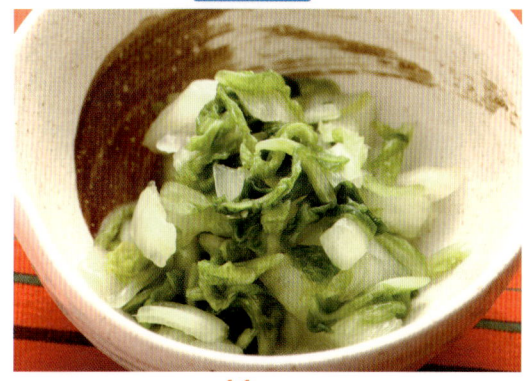

一人当たりエネルギー……11kcal
★たんぱく質 0.5g　★塩分 0.5g

材料（2人分）

白菜……80g
塩……少々
しょうがの搾り汁……少々

つくり方

1. 白菜は洗って水気を切り、一口大に切る。
2. ビニール袋に **1** と塩を入れてよくもんでおく。
3. 冷蔵庫に1時間ほど寝かした後、流水でさっと洗い水気を切り、しょうがの搾り汁を加える。

story

食欲がなく、また、食事についての要望をあまり主張されない患者さんでした。あるとき「家にいるときは自分で漬物を漬けて、毎日食べていました。病院では漬物があまりなくて物足りないです」とおっしゃったのを聞き、浅漬けを出しました。「家の漬物とは違うけど、あっさりしていておいしかった。漬物というと梅干が多いけれど、こういうのも出してほしい」と言ってもらえました。

ポイント

冬の白菜でつくると甘みがあっておいしいです。塩の量はお好みで調整します。唐辛子や柚子を刻んで一緒につけ込むと辛味や香りが楽しめます。

アレンジ

漬物をみじん切りにしてごま油で和えたり、お豆腐やお茶漬けの薬味にしてもおいしいです。

副菜

recipe no.047 大根おろしのかつおぶしかけ

こんな方に……　`あっさりしたものが食べたい`　`少しでも口にしたい`　`食欲不振`

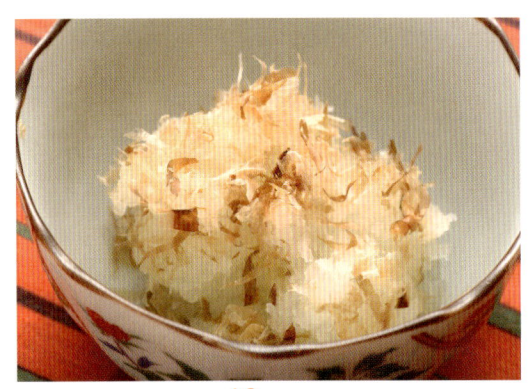

つくり方
1. 大根はすりおろし、ざるに入れ水気を切る。
2. 器におろした大根を盛りつけ、かつおぶしをかける。好みでしょうゆを落とす。

一人当たりエネルギー……**19**kcal
★たんぱく質 **0.7**g　★塩分 **00**g

材料（2人分）
大根……200g
かつおぶし……適宜
（好みで、しょうゆ少々）

story
「食べたいものが思いつかない、食欲がない」という患者さんに、このメニューをお出ししたところ、ご飯にまぶして食べてもらうことができました。「あっさりしていてよかった」と言ってもらえました。おろし大根をそのまま食べてもいいですが、魚のつけ合わせにしたり、ご飯とともに食べるとおいしい一品です。

ポイント
おいしい大根おろしをつくるには、水気の切り方がポイントです。パサつくまで搾るとおいしさが残らないので、手で握って中から大根の汁がじんわり出てくるくらいが程よいです。また、おろし金に対して大根を垂直にあて、円をかくようにおろすのがポイントです。大根が辛い時は少量の酢を加えると和らぎます。さらに、電子レンジで加熱しても辛味を飛ばすことができます。

recipe no.048 きゅうりとワカメとエビの酢の物

こんな方に……　酢っぱいものが食べたい　食欲不振　吐き気

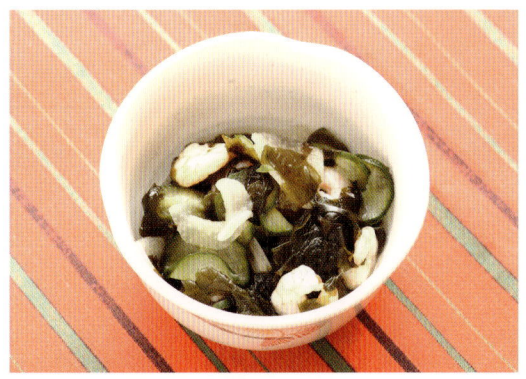

一人当たりエネルギー……43kcal
★たんぱく質 5.0g　★塩分 0.5g

材料（2人分）
きゅうり……1本
エビ……4尾
わかめ……20g
酢……20g
砂糖……小さじ1
塩……少々
酒……少々

つくり方
1. きゅうりは薄い輪切りにし、塩少々をまぶして5分ほどおき、しんなりしたら水気を搾る。
2. 鍋に塩と酒少々を入れて煮立て、背ワタを取ったエビを入れ、弱火で2〜3分ゆで、ざるにあげる。ワカメもさっと湯に通す。
3. ボールに調味料を入れて合わせ酢をつくり、きゅうり、エビ、ワカメを和える。

story
「今、一番食べたいものは酸っぱいものです。酢の物が好きです」という患者さんにはじめてつくったのが、このレシピでした。患者さんも、よく家で酢の物を食べていたということで、「食欲のない時は酢の物はいいね。おいしかった」と喜んでもらえました。彩りをよくするためにエビを入れています。

副菜

ポイント
エビは背ワタを取ってゆで、合わせ酢をつくっておき、そのなかに漬けておくと、アクがとれる。

recipe no.049 キャベツの漬物

こんな方に……
- あっさりしたものが食べたい
- 漬物が食べたい
- 何も食べたくない
- 食欲不振
- 味覚の変化

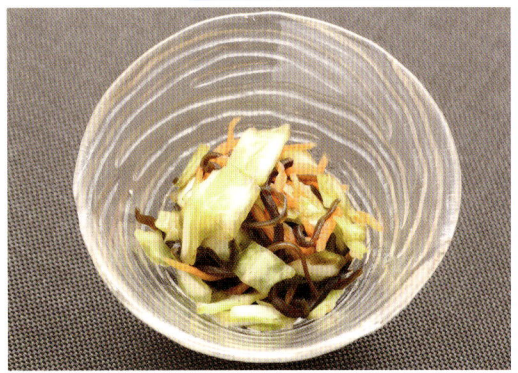

一人当たりエネルギー……**15**kcal
★たんぱく質 **1.3**g　★塩分 **1.0**g

材料（2人分）
キャベツ……80g（できれば、春キャベツ）
にんじん……10g
塩……10g
細切り塩昆布……10g

つくり方
1. キャベツはざく切り、にんじんは千切りにして塩でもみ、水で洗う。
2. よく水を切って、塩昆布と和える。

story
「何も食べたいものはありません」と言われる患者さんや食欲のない方には漬物、特に浅漬けが喜ばれることがあります。これは、ちょうど春キャベツがおいしい時期に提供したレシピです。「キャベツに甘みがあっておいしかった」という声のほか、小児の患者さんからも「パリパリしておいしい」と喜んでもらうことができました。既製品の塩昆布を混ぜるだけの簡単なレシピです。

ポイント
味覚障害のある患者さんは、青じそやごまを混ぜることで、香りを喜んでいただけることがあります。

recipe no.050

浅漬け三種盛り

こんな方に…… あっさりしたものが食べたい 懐かしい味 何も食べたくない 食欲不振

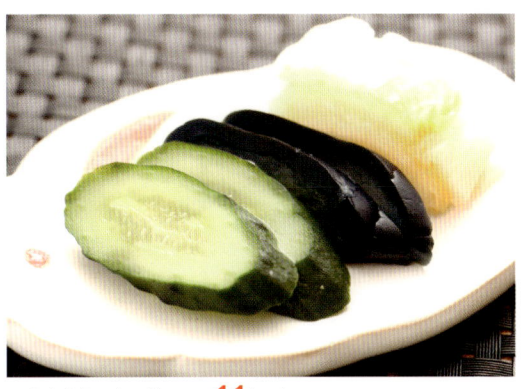

一人当たりエネルギー……11kcal
★たんぱく質 0.8g　★塩分 0.6g

材料（2人分）
きゅうり……50g
なす……50g
白菜……50g
塩……少々

つくり方
1. なすは縦半分に切り、半月切りにして水につけて、アク抜きをする。
2. きゅうりは斜め切りにしておく。
3. 白菜は2cmくらいのザク切りにする。
4. これら 1、2、3 を別々に塩もみし、冷蔵庫で1時間ほど寝かす。

story
「最近は1年中見かけますが、漬物をつくるなら冬場の白菜が一番おいしいですよ。夏は家の畑でとれるきゅうりやなすでつくる漬物を食べてました」と懐かしそうに話される患者さんに、お話に出てきた食材で浅漬けをつくりました。「炊きたての白いご飯にお漬物があれば、それだけで一膳は軽く食べられちゃいますよね」と喜んでもらえました。夏の食欲のない時には食欲の出る一品です。

副菜

ポイント
なすはすぐに色が変わってしまうので、切ってすぐに、焼きみょうばんを溶かした水につけておくと、色よく漬けることができます。

アレンジ
あつあつのご飯にのせたり、お茶漬け、きざんで冷奴にかけてもおいしくいただけます。青じそやみょうがを一緒に入れると香りがよく食欲が出ます。いろいろな野菜で試すことができます。

recipe no.051

サツマイモのオレンジ煮

こんな方に…… 病院食に飽きた 気分転換になる 若者向け 食欲不振

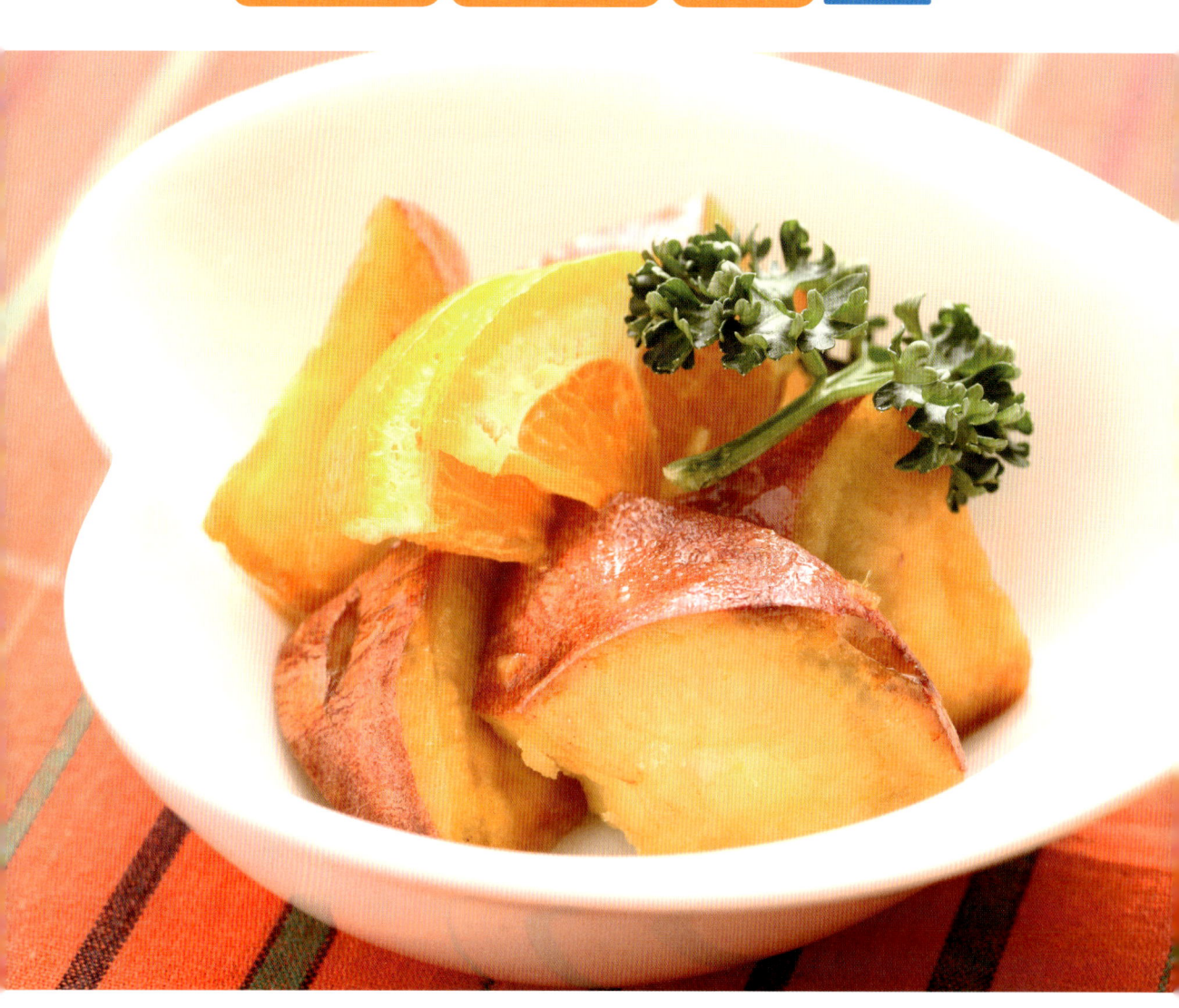

一人当たりエネルギー……**117**kcal ★たんぱく質 **1.0**g ★塩分 **0.1**g

材料（2人分）

さつまいも……140g
水……60cc
オレンジジュース……60cc
砂糖……小さじ2
塩……適宜

つくり方

1 さつまいもは食べやすい大きさに切って水にさらしておく。
2 鍋に1のさつまいもと水を入れ、軟らかくなるまで煮る。オレンジジュース、砂糖、塩を加え、さらに味がしみるまで煮る。

story

若い患者さんから、「毎日のように煮物が出ると飽きる」と言われることがあります。しかし、栄養士の立場からすると、おかずの栄養バランスから煮物も必要だと感じます。そこで、ふたを開けたとき、新鮮に感じてくれるような、見た目の違う煮物はつくれないか、と考案したレシピです。色合いが良いので、付け合せに使ってもきれいに盛りつけられます。

患者さんからは「おかずのような、デザートのような感じでおいしかったです」と評判です。芋類は食べにくいと言われる方でも、オレンジ煮だとしっとりした触感で食べやすいようです。

副菜

ポイント

砂糖の代わりにはちみつを使うと照りが出ます。また、オレンジジュースは沸騰させると苦みが出るので、煮る時はコトコトゆっくり煮るのがコツです。

アレンジ

しょうゆとバターで煮ても、違った風合いになります。

recipe no.052 卵豆腐

こんな方に……　**あっさりしたものが食べたい**　嚥下困難　吐き気　口内炎　口渇

一人当たりエネルギー……**82**kcal
★たんぱく質 **6.3**g　★塩分 **1.2**g

材料（2人分）

卵……2個
だし汁……100cc
かいわれ大根……適宜
薄口しょうゆ……小さじ1/2 ┐
塩……少々　　　　　　　　├ 調味料
みりん……小さじ1/2　　　 ┘

つくり方

1 かつおと昆布でだしをとり、冷ましておく。
2 ボールに卵を割りほぐし、冷ました **1** のだし汁を加え、泡立てないように混ぜる。さらに調味料を入れて軽く混ぜ、漉し器で漉す。
3 バットに **2** の卵液を流し入れ、泡を取り除く。蒸し器に入れ、弱火で20〜30分蒸す。
4 蒸し上がったら冷やし、生地が落ち着いたら切り分けて器に盛り、かいわれ大根を添える。

story

「あっさりしたもの、のどごしがいいものを食べたい」という患者さんには卵豆腐を出すことがよくあります。卵豆腐は、ぷるんとした舌ざわりとなめらかなのどごしが大切です。新鮮な卵を使うことはもちろんですが、蒸し方もポイントとなります。蒸し器から蒸気が上がってきたらふたを少しずらし、85℃くらいの熱すぎない温度で20〜30分かけてじっくり蒸すと、表面がきれいに仕上がります。

アレンジ

病院食では卵豆腐は定番なので飽きてしまう人もいます。そんな時は、和風だしをゼラチンで固めた「ゼリー寄せ」をつくって上にのせるなど、ひと工夫を加えると変化がつきます。透明なゼリーの中ににんじんやキノコを入れて固め、見た目を変えると喜んでもらえます。

recipe no.053 温泉卵

こんな方に……　何を食べたいかわからない　食欲不振　嚥下困難　体力低下　口渇

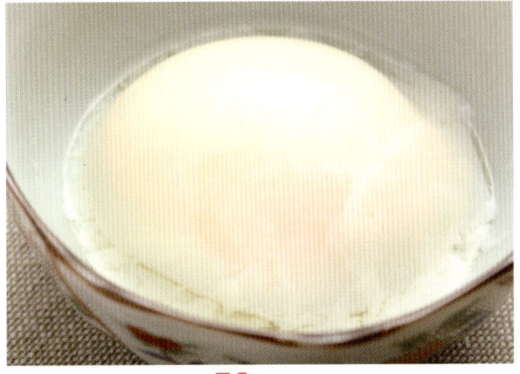

一人当たりエネルギー……76kcal
★たんぱく質 6.2g　★塩分 0.2g

材料（2人分）
卵……2個

つくり方
1. 卵を室温に戻しておく。お湯1.5Lを鍋に沸かす。
2. 沸騰したら火を止め、鍋に水を300cc入れる。
3. 卵を入れて、ふたをして、15分待つ。

story
「何か食べないといけないという気持ちはあるけれど、何も食べる気にならない」という患者さん。思い出話をしながら、家で食べていたものを教えてもらいました。その中でも、卵かけご飯をよく食べていたという話がありました。しかし、病院では衛生面の規定から、生卵を出すことができません。そこで、温泉卵をお出ししました。温泉卵のような簡単なレシピであれば、退院した後でも、いろいろな料理に合わせて食べていただけると思います。

ポイント
この方法で、1回に10個の温泉卵がつくれます。気温により仕上がりが変わります。ゆでる前に、卵を室温に戻しておくのが、上手につくるコツです。

アレンジ
だしわりしょうゆ（だし汁、薄口しょうゆ、みりんを合わせる）をかけるとさらにおいしくいただけます。少し濃いめの麺つゆで代用してもよいと思います。丼物（スタミナ丼、夏野菜丼、すき焼き丼など）やサラダのトッピングにするのもお勧めです。

副菜

recipe no.054 かぼちゃの簡単ポタージュ

こんな方に……　野菜が苦手　水分ならとれそう　小児向け　食欲不振　嚥下困難　口内炎

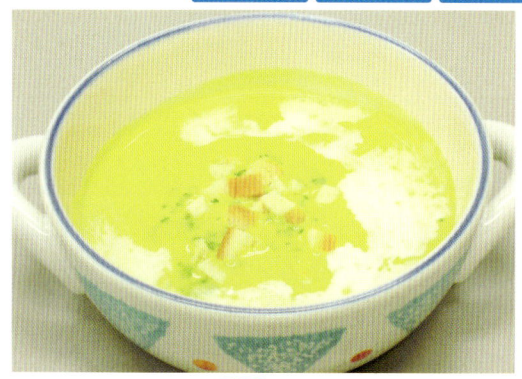

一人当たりエネルギー……**230**kcal
★たんぱく質 **3.3**g　★塩分 **1.5**g

材料（2人分）

かぼちゃ……120g
たまねぎ……80g
バター……10g
水……120cc
ブイヨン……1個
牛乳……80cc
生クリーム……50cc
クルトン、パセリ……少々
塩、こしょう……適宜

つくり方

1. かぼちゃの皮をむき一口大に切る。たまねぎは薄くスライスしてバターで炒め、しんなりしてきたら、かぼちゃを加えて炒める。かぼちゃが軟らかくなったら、水、ブイヨンを加えてさらに煮る。
2. 鍋を火からおろし、少し冷めたらミキサーにかける。再び鍋に戻して牛乳を加え、塩、こしょうで味を調える。
3. スープを器に入れ、生クリームを浮かべる。好みでクルトン、パセリを散らす。

story

　野菜嫌いの小児がん患者さん。「野菜はまずい」と思い込み、食べようとしませんでした。いろいろなものが食べられるようになるためにも、野菜を「おいしい」と感じてもらいたいと考えたレシピです。甘くて食べやすいかぼちゃでポタージュをつくってみました。かぼちゃの形が残っていると野菜のイメージが強くて食べてもらえないと考え、形がわからないようにスープにしました。

　本人からは「甘くておいしかった」と、お母さんからは「かぼちゃは好きじゃないと思っていたけど、スープだとよく食べてくれますね」と言ってもらえました。

ポイント

小児の患者さんで嚥下障害がなければ、クルトンを入れると「カリカリして、おいしい」と喜んでもらえます。

recipe no.055 刺身ゼリー

こんな方に…… 魚のにおいが気になる　嚥下困難

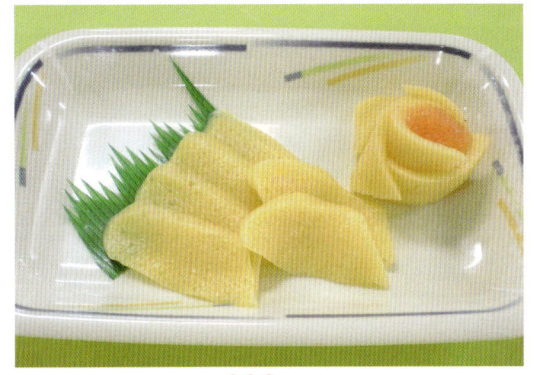

一人当たりエネルギー……**114**kcal
★たんぱく質 **16.6**g　★塩分 **1.0**g

材料（2人分）
真鯛（白身魚なら何でも可）……80g × 2 切
だし汁……200cc
ソフティア2ゲル……小さじ2
にんじん……20g
刺身しょうゆ……小さじ2

つくり方
1. にんじんは薄くスライスして鯛と一緒に蒸し器で蒸す。冷めたら、だし汁と一緒にミキサーにかける。
2. 1を鍋に移し、分量のソフティア2ゲル［☞ 110ページ］を入れて火にかけよく溶かす。荒熱が取れたら、バットに流し入れ、冷やして固める。
3. 固まったら、刺身のように薄くスライスして盛りつけ、しょうゆで食べる。

story
　魚はにおいが気になり食べにくいが、新鮮な刺身なら食べられるかもしれないという患者さん。消化管を切除し、嚥下困難もあることから、生ものを提供することは難しかったため、魚を素材としたムースにした上で、刺身のように切って盛りつけてみました。
　味は「まぁまぁ」という評価でしたが、見た目は「刺身みたい」と喜んでいただけました。

副菜

ポイント
魚はだしを加えると、ミキサーにかかりやすいです。白身魚のほうがにおいが気になりにくいですが、鮭を使うと、色味も美しくつくることができます。

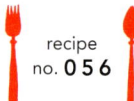

recipe no.056 長芋そうめん

こんな方に……　あっさりしたものが食べたい　病院食に飽きた　食欲不振

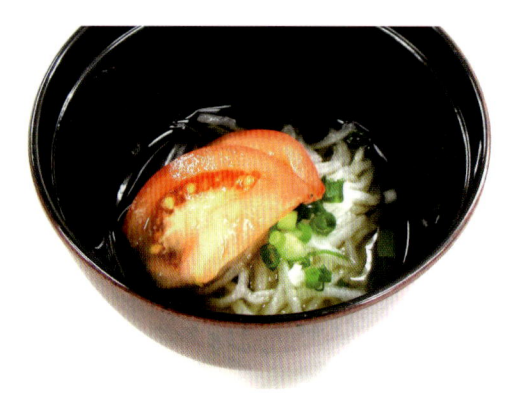

一人当たりエネルギー……50kcal
★たんぱく質 1.7g　★塩分 1.6g

材料（2人分）
長芋……100g
だし汁……200cc
薄口しょうゆ……小さじ1
みりん……小さじ1
塩……少々
しょうが……5g
ねぎ……少々
トマト……30g

つくり方
1 だし汁に調味料を入れ、ひと煮たちさせたあと、冷やしておく。
2 しょうがはすりおろし、ねぎは小口切り、トマトはスライスする。
3 千切りにした長芋を沸騰した湯でさっとゆでてから器に盛り、1 をかけ、2 をきれいに盛りつける。

story
　長期入院のため病院の献立に多い「青菜の和え物」に飽きていた患者さん。小鉢のふたを開け、青菜をみると、「またかぁ」とため息をついておられました。まずはふたを開けた時においしそうという気持ちになっていただける小鉢の料理として長芋をそうめん風にしてみました。その後、飽きないように梅肉やきざみ海苔とかつおぶしのあっさり味にするなどいろいろアレンジしたところ、喜んでもらえました。

ポイント
長芋は長く細く切るほうが、このレシピには適しているので、包丁よりも、スライサーを使うと便利です。冷たく冷やすと、食欲のないときにも好まれます。寒い時期にはだしを温かくして出すと、また違った食感が楽しめます。また、長芋をさっとゆでておくことで、色よく仕上げることができます。

recipe no.057 エビと春雨のサラダ

こんな方に……　あっさりしたものが食べたい　何を食べたいかわからない　食欲不振

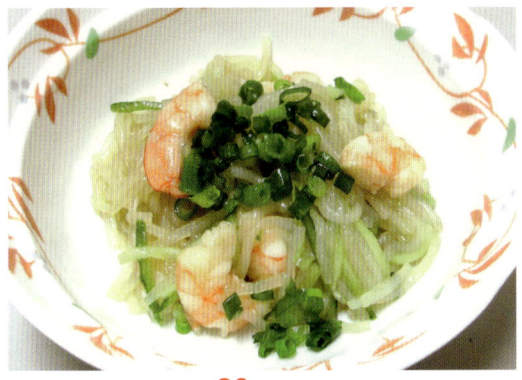

つくり方
1. エビは背ワタを取ってゆで、1cm大に切る。
2. 春雨は軟らかくゆでて、食べやすい長さに切る。
3. きゅうりは千切りにする。
4. 上記1〜3をボウルに入れてドレッシングで和える。皿に盛りつけ、小口切りにした青ねぎを飾る。

一人当たりエネルギー……89kcal
★たんぱく質 5.7g　★塩分 0.5g

材料（2人分）
エビ……60g
春雨……20g
きゅうり……20g
中華ドレッシング……大さじ1
青ねぎ……適量

story
「脂っこいものは食べられない。自分でも何が食べたいのかわからない。とにかく食欲がないことだけはわかる」という患者さん。冷たくてあっさりと、そしてたんぱく質もとれるようにと考案しました。

「彩りがきれいだ」と喜び、食べていただくことができました。味つけは、ドレッシングを変えればいろいろな楽しみ方ができるので、飽きにくいメニューとして定番化することもできます。

副菜

ポイント
春雨はよくゆでること。エビは背ワタを取っておきましょう。

アレンジ
季節や好みによってドレッシングを変えることで、いろいろな味を楽しむことができます。

recipe no.058 豚肉のしゃぶしゃぶ梅マヨかけ

こんな方に……　病院食に飽きた　気分転換になる　食欲不振

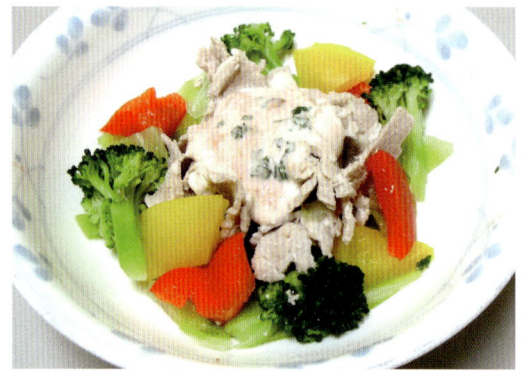

一人当たりエネルギー……**191**kcal
★たんぱく質 **12.2**g　★塩分 **1.1**g

材料（2人分）
豚ロース……120g
キャベツ……60g
黄パプリカ……20g
赤パプリカ……20g
ブロッコリー……40g
梅干……7g
マヨネーズ……小さじ2

つくり方
1. 豚肉は一口大に切ってゆでる。野菜もすべて塩ゆでにして、一口大に切っておく。
2. 梅干の種を取り、スプーンでつぶしてマヨネーズと混ぜ合わせ、梅マヨを作る。
3. 野菜と豚肉をきれいに盛りつけ、上から梅マヨをかける。

story
「食事があまりおいしくない。病気も治らないなぁ。何かいつもと違うメニューが食べたい」と言う方に出したメニューです。「マヨネーズはちょっと……」という方でも、梅の酸味が加わると意外に食べることができます。病院食に関してはあまり感想を言わない患者さんが「おお～！食べられたぞ」とはにかんで言われ、少し驚き、うれしく思いました。

ポイント
野菜はゆでると食べやすくなります。梅マヨソースは、梅干を包丁でよくたたいてマヨネーズと混ぜ合わせるとよいでしょう。魚にのせて焼いたり、和え衣にも使うことができる重宝なソースです。

recipe no.059 茶碗蒸し

こんな方に……
- 何を食べたいかわからない
- 少しでも口にしたい
- 嚥下困難
- 口内炎
- 食欲不振

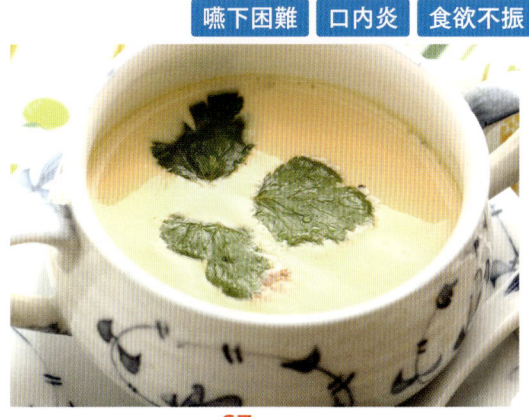

一人当たりエネルギー……67kcal
★たんぱく質 4.3g　★塩分 1.2g

材料（2人分）
- 卵……1個
- だし汁……1カップ
- 薄口しょうゆ……小さじ1/2
- 塩……小さじ1/3
- みりん……小さじ1
- 春雨（乾燥）……4g
- 小花麸……4個
- ほうれん草……1株（20g）
- みつば……適宜

つくり方
1. 春雨は軟らかくなるまでゆでる。小花麸は水で戻しておく。ほうれん草は塩ゆでし、3cmに切る。みつばは3cmに切る。
2. だし汁と調味料を鍋に入れ、ひと煮立ちさせて、冷ましておく。
3. ボウルに卵を割り入れ、切るように溶きほぐし、**2**を加えて混ぜる。
4. 卵液を漉して、なめらかにする
5. 器に**1**の材料を等分して入れ、**4**の卵液を6分目まで入れて、蒸気の立った蒸し器に入れ、15分程度蒸す。

story
「食欲ないんだよねぇ」と言われる患者さんには、あまり無理をせず一口食べられるもの、噛まなくても食べられてのどごしのいいものということから、よく茶碗蒸しを提供しています。体力のない患者さんは、「茶碗蒸しならつるんと入って食べやすい」と言われます。

アレンジ
普通の茶碗蒸しに飽きたら、しいたけ、金華ハムなど、中華風の具材を使用し、ごま油、しょうゆで味付けした中華風茶碗蒸しや、だし汁にコンソメを使った洋風茶碗蒸しにアレンジしてもよいでしょう。ごま油を垂らしたり、ゆずを散らして香りをつけるだけでも、変化を楽しめます。冷たい物を好まれる場合には、冷蔵庫で冷やして提供すると良いでしょう。

ポイント
卵とだし汁を混ぜた後、一度漉しておくと口当たりがなめらかになります。

副菜

recipe no. 060 ごま豆腐

こんな方に…… 豆腐のにおいが気になる　病院食に飽きた　嚥下困難　口内炎

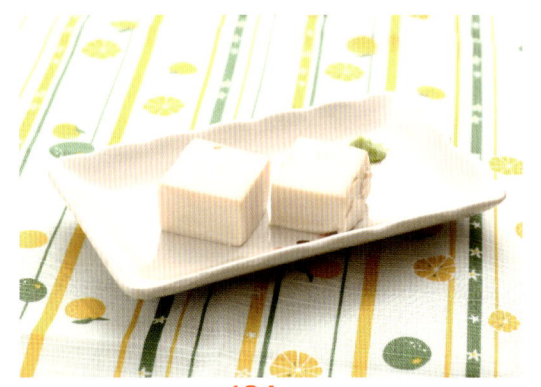

一人当たりエネルギー……**134**kcal
★たんぱく質 **3.0**g　★塩分 **0.5**g

材料（2人分）

練りごま……30g
くず粉……30g
水……200cc
砂糖……小さじ1/2
塩……ひとつまみ

つくり方

1. 鍋に分量の水でくず粉を溶かし、練りごま、砂糖、塩を入れて、よく混ぜてから中火にかける。
2. くず粉が沈殿するので絶えずかき混ぜながら火を通す。
3. 15分くらいよく練り、しゃもじを持ち上げた時しばらくしてからボタッと落ちるくらいの硬さになったらできあがり。
4. 適当な大きさのバットに **3** を移し、濡れ布巾を表面にあて冷水で冷ます。
5. 適当な大きさに切り分け、わさびを添える。

story

魚や肉が食べにくい患者さんには、豆腐の料理が多く出されがちです。豆腐料理に飽きてしまう方はもちろん、豆腐のにおいが気になってしまう患者さんもおられます。そうした患者さんには、このレシピで気分転換をしてもらっています。しっとりした食感にごまの香りが楽しめます。豆腐を使っていないので、豆腐特有のにおいもなく、食べやすいと評判です。

ポイント

ペースト状の練りごまは、ごまと油が分離するため、混ぜる前に湯せんなどで温めておくと、練りごまとくずが混ざりやすくなります。また、急いで火を強くしすぎるとくず粉が先に固まり、ごまと分離してしまいますので、弱火でよく混ぜます。火にかけすぎると水分が飛んで固くなるので注意しましょう。むしろ、軟らかめに仕上げるぐらいがよいでしょう。夏場は、冷たいごま豆腐も食べやすいので冷蔵庫で冷やしますが、長く冷やすと固くなってしまいますので冷やしすぎないように注意しましょう。

アレンジ

すまし汁の具に入れてもよいでしょう。嚥下食用には、くず粉を使わず、寒天を使って固めることでつるりとした食感のごま豆腐ができます。あんをかけて提供するとさらに食べやすくなります。

recipe no.061 コーンスープ

こんな方に……　何も食べたくない　水分ならとれそう　小児向け
吐き気　口内炎　嚥下困難

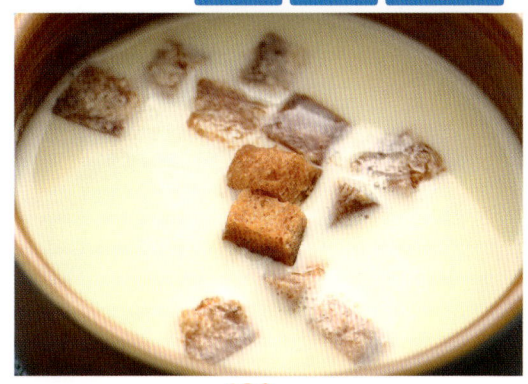

一人当たりエネルギー……**120**kcal
★たんぱく質 **3.0**g　★塩分 **1.1**g

材料（2人分）

コーン缶……110g
たまねぎ……20g
牛乳……100cc
バター……小さじ1/2
コンソメ……適量
塩、こしょう……少々
クルトン……適量
小麦粉（薄力粉）……小さじ1

つくり方

1. みじん切りにしたたまねぎを焦げないように注意しながらバターでよく炒め、小麦粉を振り入れてさらによく炒める。
2. 少しずつ牛乳を加える。全体が混ざったらコンロから上げ、荒熱をとる。水気を切ったコーン缶と一緒にミキサーにかける。
3. 鍋に移し入れ、コンソメを入れて少しとろみがつくまで煮る。最後に塩、こしょうで味を調える。

story

食欲のない時、飲み込みにくい固形食は苦痛となりがちです。そんなときにも野菜をたっぷりと、しかもおいしくとれるよう、コーンスープを提供しました。患者さんのお母さんからは「甘くて食べやすかったようです」と言ってもらえました。

副菜

ポイント

ミキサーにかけた際、漉しておくと、なめらかなのどごしになり嚥下障害のある患者さんでも飲みやすいスープに仕上がります。逆に、コーンのつぶつぶ感を楽しみたい方はミキサーにかける時間を変えてみるといろいろな食感が楽しめます。

アレンジ

コーンのかわりに枝豆、にんじん、じゃがいもでも同様の手順でつくれます。

recipe no.062

じゃがいも餅

こんな方に……　お餅が食べたい　小児向け　噛めない　嚥下困難

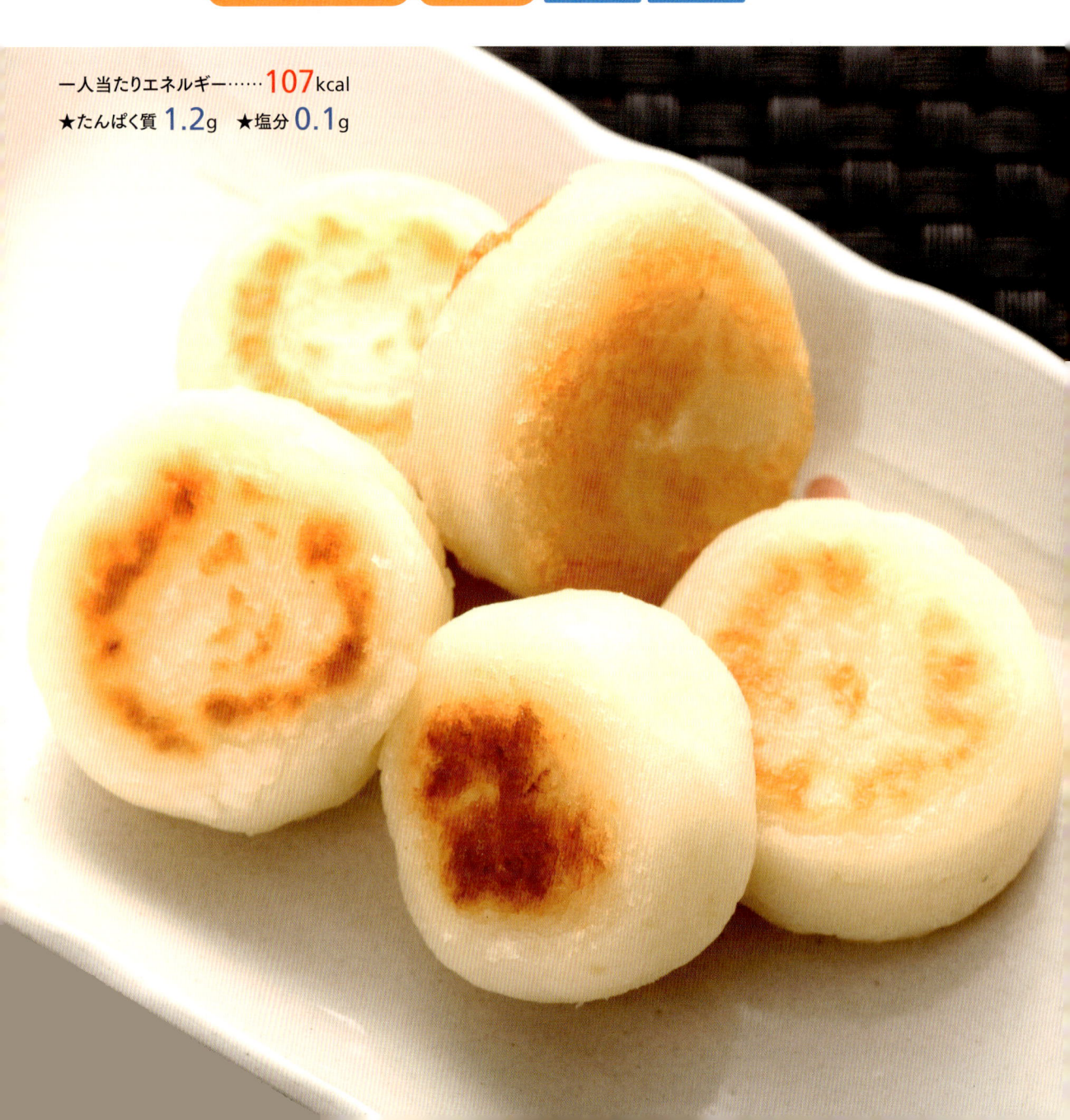

一人当たりエネルギー……**107**kcal
★たんぱく質 **1.2**g　★塩分 **0.1**g

材料（2人分）

じゃがいも……150g
塩…… 少々
片栗粉……大さじ1
マーガリン……小さじ1
サラダ油……小さじ1

つくり方

1. じゃがいもは塩ゆでにして、つぶして裏ごしする。
2. じゃがいもが熱いうちにマーガリン、片栗粉を入れてよく混ぜ合わせる。
3. 適当な大きさに丸めて、油を引いて熱したフライパンで焦げ目がつく程度に焼く。

story

　出雲という土地柄のためでしょうか、例年、お正月になると「お餅を食べたい」という患者さんが多くいます。しかし、嚥下に不安のある方には、どうしてもお餅を出すことができません。「お餅を食べたい」という気持ちを少しでもかなえたいという思いでレシピを検討しました。

　高齢の患者さんのなかには「昔は白い米が食べられなくて、芋をよく食べた。今ではいい思い出です」と話をされる方がおられ、そこから、芋を利用した餅状のメニューを考えつきました。患者さんからは、「餅とは食感が違うけれど、これはこれでおいしかった」「昔を懐かしく思いました」と言ってもらえました。

ポイント

じゃがいもはよくゆでてつぶし、裏ごしすると滑らかな口当たりとなります。片栗粉を加えているので餅の食感に近くなります。好みでケチャップやみたらしをかけることも可能で、タレを変えることでいろいろな味が楽しめます。

recipe no.063 おはぎ

こんな方に……　お餅が食べたい　懐かしい味　甘いものが食べたい　季節感のある　味覚の変化　食欲不振

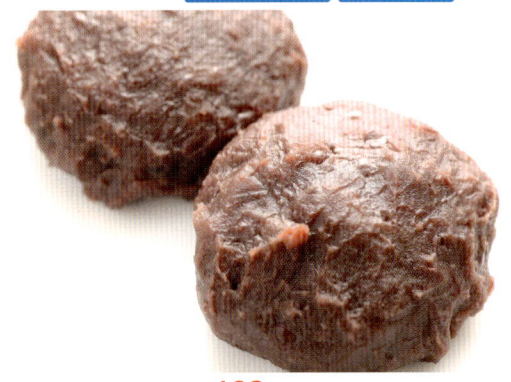

一人当たりエネルギー……**198**kcal
★たんぱく質 **3.7**g　★塩分 **0.2**g

材料（2人分）
餅米……100g
つぶあん……50g

つくり方
1. 餅米を炊飯器で炊く。
2. 1が炊き上がったらすり鉢に入れ、すりこぎでつぶす。
3. 適当な大きさに丸め、缶詰の粒あんで包む。

story
「食欲のない時でも、なぜかお餅なら食べられるんです」というお話を聞いていた患者さんに、おはぎをつくってお出ししました。「家でも母がよくつくってくれて食べていたのを思い出しました。おいしかった」と、とても懐かしそうに話されました。

食欲もなく、飲み込むことも大変だといっておられましたが、3つも食べることができました。食欲不振であっても、好きなものであればおいしく食べられることもあるということを実感しました。

ポイント
餅米は温かいうちにすりこぎで好みの大きさの粒につぶします。おはぎというと手づくりするのは難しそうですが、缶詰のあんこを使えば簡単にできます。患者さんが思い立ったときにすぐに提供することで、食欲を取り戻すきっかけになります。

アレンジ
あんこの代わりに、きなこをまぶしたものも好評です。ただし粉っぽくなるので、むせやすい人には控えてください。嚥下障害のある方には餅米の代わりに、長芋を練って餅の代用にして提供しています［99ページ］。

recipe no. 064

長芋おはぎ

こんな方に……
お餅が食べたい　甘いものが食べたい　季節感のある
嚥下困難　食欲不振　味覚の変化

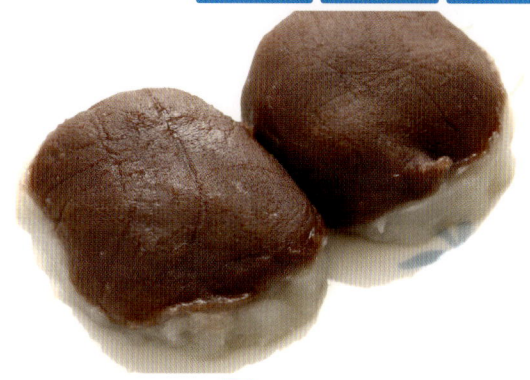

つくり方

1. 長芋の皮をむいて輪切りにし、蒸し器で軟らかくなるまで蒸す。
2. 1の長芋に砂糖をまぶしてつぶし、裏漉し器で漉す。
3. うらごした長芋を丸め、こしあんでくるむ（長芋やこしあんは、軟らかく扱いにくいのでラップを使うと便利）。

一人当たりエネルギー……70kcal
★たんぱく質 4.3g　★塩分 0.1g

材料（2人分）

長芋……60g
砂糖……少々
こしあん……30g

story

　食事をほとんどとれていない患者さん。治療の影響から口が開きにくく、スプーンで平たくスライスして、少しずつ食べていました。好きなメニューについてうかがうと「おはぎが好きです」と言われたので、飲み込みやすいよう、餅米のかわりに長芋を使ったおはぎをつくりました。
　このレシピは、放射線治療の副作用で、食べ物の味を感じにくく、口の中でジャリジャリと砂を食べているような感覚しかないという患者さんにも楽しんでいただくことができました。いつもなら奥さんの声掛けでなんとか2〜3口食事をする程度の方が、パクパクと自ら口に運ばれ、すべて食べてもらうことができ、付き添いの奥さんも本当にうれしそうでした。

間食・飲み物

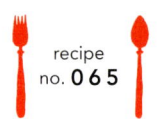

recipe no.065

フルーツサンドイッチ

こんな方に……　甘い物が食べたい　食欲不振　吐き気

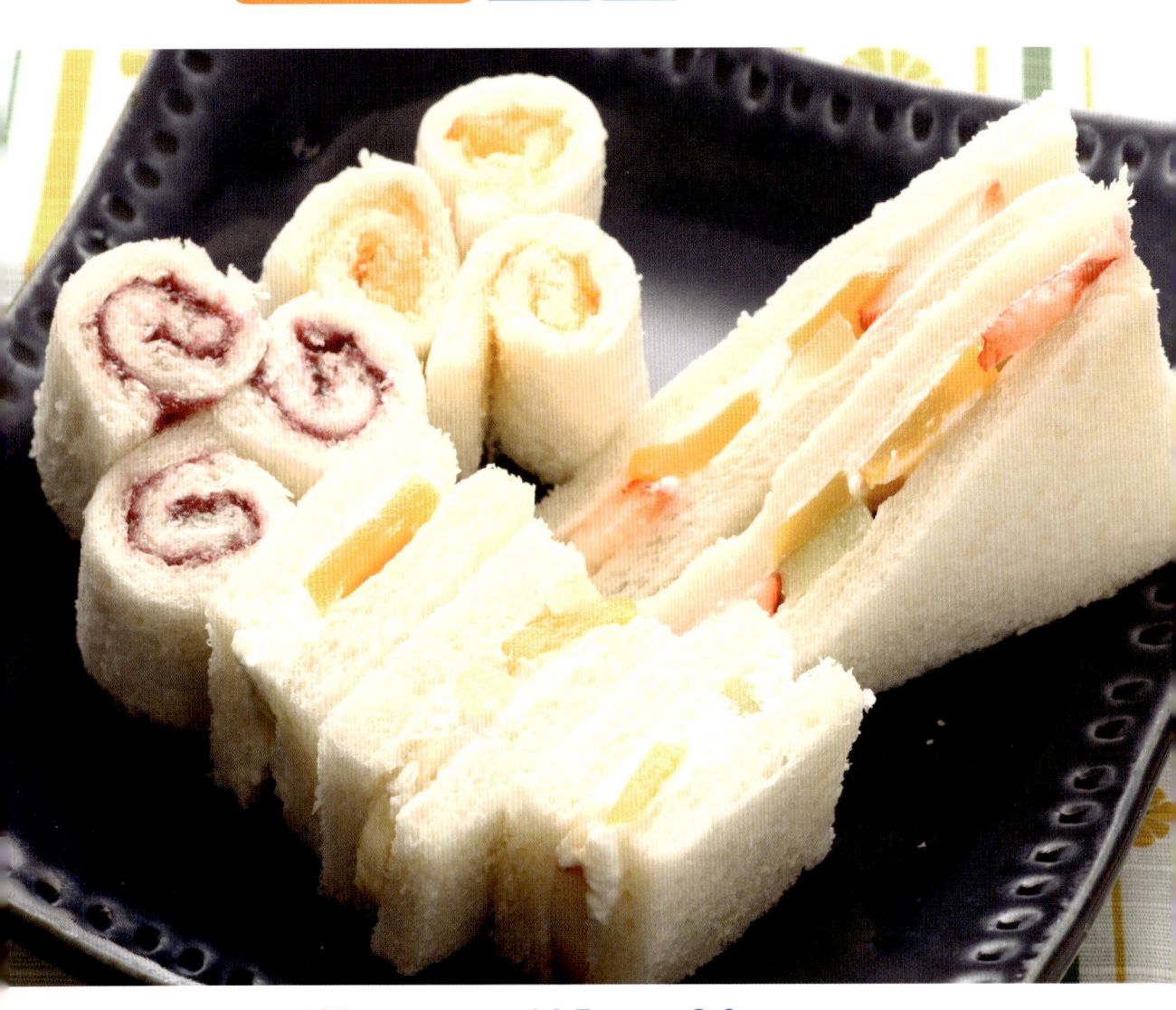

一人当たりエネルギー……**185**kcal　★たんぱく質 **14.5**g　★塩分 **2.0**g

材料（2人分）

食パン……8つ切×4枚
生クリーム……大さじ2
砂糖……小さじ1
黄桃……35g
イチゴ……4個
ブルーベリージャム……小さじ1
マーマレード……小さじ1

つくり方

1 生クリームに砂糖を入れ泡立てる。黄桃、イチゴはスライスする。
2 パンの耳を切り、ブルーベリージャム（マーマレード）を塗り、ロール型にする。
3 パンに生クリームを塗り、スライスしたイチゴと黄桃をはさみ、耳を落とす。
4 2と3をきれいに盛りつける。

story

食欲がない時にちょっとつまんでもらえるメニューです。「甘い物なら食べてみようかなぁ」という患者さんにお菓子を出すのではなく、少しでも「食事をとっている」と感じてもらうため、サンドイッチを提供しました。

パンはそのままだとパサパサして食べにくいのですが、生クリームを塗るとしっとりと食べやすくなります。また、通常の朝食メニューとしてパンとジャムを出すことがよくありますが、同じパンとジャムを使っても、このように形を変えることで、より食べていただけるようになります。

「パンはパサパサして食べにくいけど、これはおいしかった」「ロールしてあって見た目がかわいくてうれしかった」と喜んでいただくことができました。

ポイント

中にはさむものは市販の好みの缶詰、ジャムでかまいません。ただ、季節を感じてもらえるように旬のものをできるだけ使うように心がけています。「今は果物ぐらいは食べられる」という患者さんにはまず一口大のフルーツ［☞ **103ページ**］、それが問題なければフルーツヨーグルト［☞ **102ページ**］、さらにはこのフルーツサンドというふうに段階を追ってお出ししています。暑い時期は、冷めたくて食べやすいと好評です。

アレンジ

生クリームの代わりにヨーグルトを使うと、より食感がしっとりとします。

recipe no. 066 フルーツヨーグルト

こんな方に……　あっさりしたものが食べたい　甘いものが食べたい

食欲不振　味覚の変化　吐き気

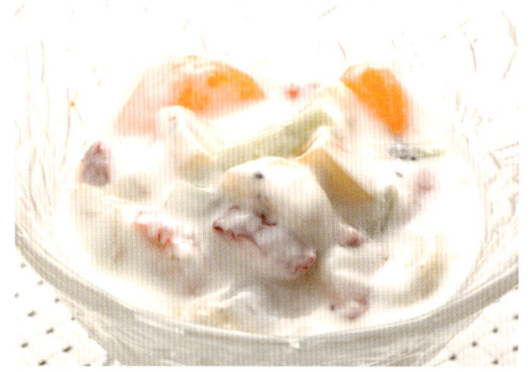

一人当たりエネルギー……**114**kcal
★たんぱく質 **3.3**g　★塩分 **0**g

材料（2人分）

ヨーグルト……160g
缶詰のシロップ……大さじ1
いちご、桃の缶詰、みかんの缶詰、バナナ
　……各15g（適量）
レモン汁……少々

つくり方

1 果物を食べやすい大きさに切り、ヨーグルト、シロップと和える。

story

「今は何を食べても吐いてしまいます。だから、好きなものでも食べることが嫌になってきました」という患者さん。アイスクリームを提供したこともありましたが、甘すぎて食べられないということでした。唯一、ヨーグルトは食べられるということでしたので、ヨーグルトに食べられそうな果物を合わせました。「ヨーグルトと果物って合うんだね。あっさりしておいしかった」と言ってもらえました。

ポイント

果物の余分な水分をとっておくと、ヨーグルトが果物によくからまっておいしく食べられます。また、バナナにレモン汁を振っておくと、時間がたっても黒くなりません。いろいろな果物を使うと、見た目もカラフルです。パンにはさんで、フルーツサンド［☞100ページ］にしてもおいしく食べられます。

recipe no.067 フルーツ盛り合わせ

こんな方に……　あっさりしたものが食べたい　気分転換になる　甘いものが食べたい
食欲不振　吐き気

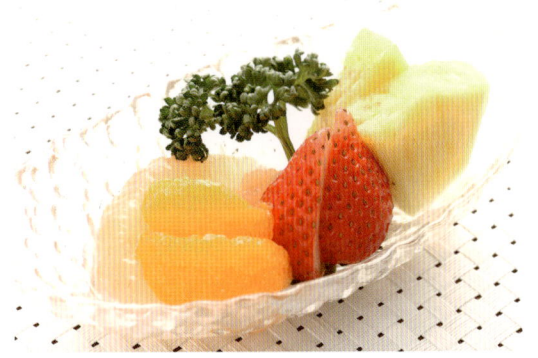

一人当たりエネルギー……**49**kcal
★たんぱく質**0.7**g　★塩分**0**g

材料（2人分）
いちご……2個
グレープフルーツ……60g
みかんの缶詰……40g
パイナップル……80g
パセリ……少々

つくり方
1. 好きな果物を食べやすい大きさに切り、盛り合わせる。

story
　食欲不振や吐き気のため食事をとれない患者さんは、「食べられない」ということを不安に感じ、無理にでも食べなくてはいけないと思っている場合があります。しかし無理に食べて吐いてしまうと栄養もとれず、「食べる」こと自体にもネガティブな印象を抱いてしまいがちです。
　体調が悪い時には無理をせず、食べられそうなものからゆっくりと食べればよいとご説明すると、安心されることもあります。患者さんの好きなフルーツを少しずつ盛り合わせて提供すると、「あっさりしていておいしかった。フルーツは食欲がない時でも食べられるね」と喜んでもらえます。

ポイント
赤、黄色、緑など、フルーツを彩りよく盛りつけるように心がけます。見た目がきれいだと食欲がない時でも「食べてみようかな」という気持ちが起こります。

アレンジ
ヨーグルトと和えてフルーツヨーグルト［☞ 102ページ］にしたり、ミキサーにかけてフレッシュジュースにしてもよいと思います。

間食・飲み物

recipe no.068 生オレンジジュース

こんな方に……　何も食べたくない　水分ならとれそう　食欲不振　口渇

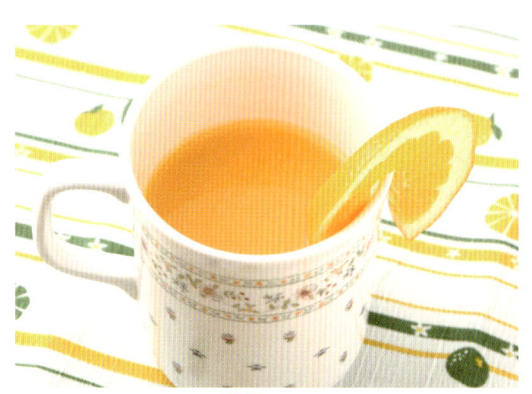

一人当たりエネルギー……**63**kcal
★たんぱく質 **1.29**g　★塩分 **0.1**g

材料（2人分）
オレンジ……2個

つくり方
1. オレンジはきれいに洗い、横半分に切る。
2. 切り口を搾り器にしっかりあて、搾る。
3. 搾り汁をキッチンペーパーなどで漉して繊維を取り除き、コップに移す。

story
食欲がなく、何も食べたくないと言う患者さん。冷たいものを口に入れると食欲が出るということだったので、生のフルーツを搾ってジュースを提供しました。パックの出来合いのジュースでないこともあってか、「とてもおいしかった。ありがとうございます」という手紙までいただくことができました。

ポイント
誰でも簡単につくれますが、オレンジ1個で少量しか搾れないのが難点です。搾るのが大変なときは、皮をはがしてミキサーにかけてもよいと思います。酸っぱくて飲みにくい時はハチミツを加えます。

アレンジ
ホイップクリームを浮かべると、見た目もちょっと豪華になります（カロリーもアップ）。

recipe no.069

ココア & 抹茶ミルク

こんな方に……　何も食べたくない　気分転換になる　水分ならとれそう

食欲不振　口渇　吐き気　口内炎

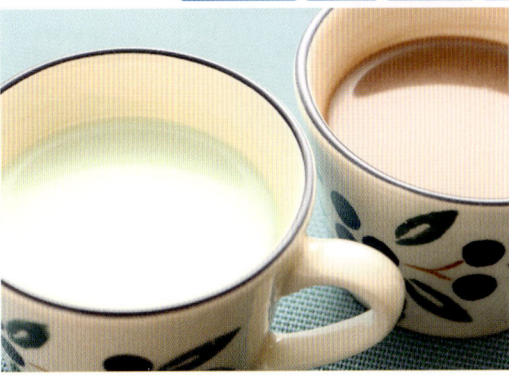

ココア
一人当たりエネルギー……**160**kcal
★たんぱく質 **6.7**g　★塩分 **0**g

抹茶ミルク
一人当たりエネルギー……**128**kcal
★たんぱく質 **5.9**g　★塩分 **0**g

材料（2人分）

[ココア]
ココア……大さじ2
砂糖……大さじ2
牛乳……300cc

[抹茶ミルク]
抹茶……小さじ2
砂糖……大さじ1
牛乳……300cc

ポイント

ココア・抹茶ともに、ダマが残らないように少量の湯で粉をよく溶かすことがおいしく入れるポイントです。

つくり方

[ココア]
1 鍋にココアと砂糖を入れ、50cc程度の湯でよく練る。
2 鍋を中火にかけ、牛乳を少しずつ加えながら溶きのばしていく。
3 カップに注ぐ。

[抹茶ミルク]
1 抹茶は少量の湯で溶かす。
2 鍋に 1 と砂糖、牛乳を入れて火にかけ、砂糖が完全に溶けるまでゆっくりかき混ぜながら温める。
3 カップに注ぐ。

story

入院生活が長く、治療もうまく進まないことに不安を感じていた患者さん。食事はほとんど食べられず、話を聞きに行った日はひどく落ち込んでおられました。また、口内炎もあり、食べ物が当たると痛いので、食べることが嫌だと話されました。患者さんの不安の解消はできないものの、一瞬でもほっとした気分にさせてあげたいと悩んだ結果、温かいココアや抹茶を出してみました。「温かいものを飲むとほっとしますね」と喜んでいただけました。

アレンジ

抹茶はくず粉を加えて抹茶くず湯にしたり、ココアはコーンスターチを加えてとろとろココアにして出しても喜ばれます。ココアは牛乳を減らして、そのぶん生クリームを加えてもコクがあっておいしくなります。お好みで、冷蔵庫で冷やしてもおいしいです。

間食・飲み物

紅茶 & くず湯

recipe no.070

こんな方に…… 少しでも口にしたい / 水分ならとれそう / 嚥下困難 / 食欲不振

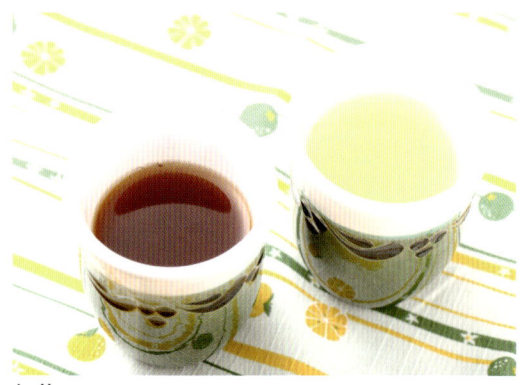

紅茶
一人当たりエネルギー……29kcal
★たんぱく質 0.4g　★塩分 0g

くず湯
一人当たりエネルギー……36kcal
★たんぱく質 0g　★塩分 0g

材料（2人分）

［紅茶］
紅茶……4g
砂糖……12g
湯……300cc

［くず湯］
くず粉……10g
砂糖……10g
湯……300cc

つくり方

［紅茶］
温めたカップに沸騰した熱湯を注ぎ、ティーバッグを入れ1分間蒸らします。

［くず湯］
くず粉を分量の水で溶き、固まりをなくしてから砂糖を加え、火にかけて透明になるまでかきまわします。

story

食事が食べられなくて不安に感じている時は、一杯の紅茶やくず湯でも飲むことができると、気が楽になることがあります。患者さんのなかには「食べられない」ということで、どんどん気分が落ち込んでいく方がいらっしゃいます。「温かいものを飲むとほっとしますね」という言葉をいただくことのできたレシピです。

ポイント

紅茶は蒸らしすぎると、苦くなります。濃くなりすぎたときは、牛乳を加えてミルクティーにするとよいでしょう。一方、くず粉はよく水に溶かしてから火にかけないと、ダマができて、のどごしが悪くなります。

アレンジ

くず湯は砂糖の代わりに、はちみつや黒砂糖を入れたり、しょうが汁、抹茶、コーヒー、ゆずやレモンの搾り汁、オレンジジュースやりんごジュースなど、さまざまなものを加えるアレンジが可能です。
また、くず湯をご飯にかけると、トロっとした即席おかゆができます。きざみ海苔やわさびなどの薬味をつければ、お茶漬け感覚でさらっと食べてもらえます。

recipe no.071 ぶどうゼリー & オレンジゼリー

こんな方に……　何も食べたくない　懐かしい味　甘いものが食べたい　嚥下困難　吐き気

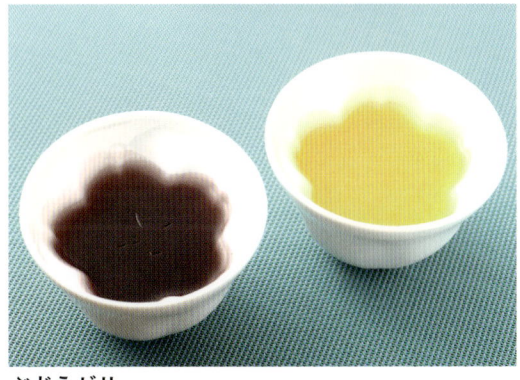

ぶどうゼリー
一人当たりエネルギー……57kcal
★たんぱく質 0.2g　★塩分 0g

オレンジゼリー
一人当たりエネルギー……53kcal
★たんぱく質 0.6g　★塩分 0g

材料（1人分）
粉寒天……6g
グラニュー糖……10g
熱湯……40cc
ぶどうジュース or オレンジジュース……160cc

つくり方
1. 鍋に粉寒天とグラニュー糖を入れて、よく混ぜ合わせる（a）。湯は沸かしておき、ジュースは50℃くらいに温めておく。
2. （a）に湯を加えて火にかけ、軽く混ぜながら粉寒天を溶かし、ぶどうジュースまたはオレンジジュースを加える。
3. 好みの器に入れ、荒熱がとれたら冷蔵庫で冷やす。

story
　自宅でぶどうの栽培をされていた患者さん。収穫の時期が近づいてきて「今年は私がいなくて大変だろうな」と心配そうに話されていました。開口障害もあり、十分な食事ができていない患者さんに、せめてぶどう味のゼリーで、懐かしい味を思い出してもらえたらとの思いからつくったレシピです。「元気な頃は嫌いになるほど食べてたぶどうの味だけど、今は懐かしいよ」とおっしゃっていました。

　また、食欲のない患者さんは市販のゼリーは香りが強すぎて食べにくいと言われることもありました。そんな時はオレンジジュースでゼリーをつくりました。

ポイント
粉寒天をうまく固めるのが難しいと感じる方は、食感は変わりますが、アガー［☞110ページ］でつくると失敗が少ないです。

間食・飲み物

recipe no.072

溶けないアイスクリーム

こんな方に……　甘いものが食べたい　気分転換になる　食欲不振　嚥下困難　口内炎

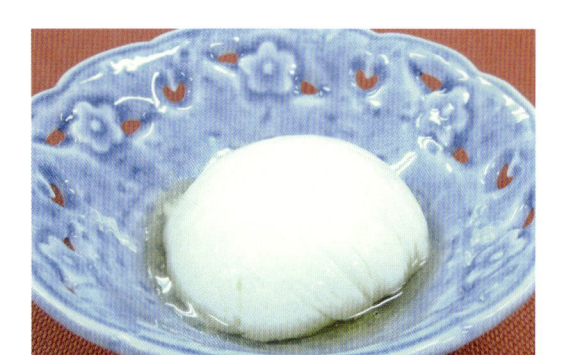

一人当たりエネルギー……171kcal
★たんぱく質 4.2g　★塩分 0.2g

材料（2人分）

アイスクリーム（バニラ）……100g
牛乳……150cc
ソフティア2ゲル……小さじ2
湯……大さじ1

つくり方

1 ソフティア2ゲル［☞110ページ］は、80℃程度のお湯大さじ1に溶かす。
2 アイスクリームと牛乳を入れた鍋を弱火で温め、温まったら1のソフティア2ゲルを加える。
3 バットに移して固める。
4 アイスクリームディッシャーを利用して、アイスクリームっぽく型抜きして皿に盛る。

story

「食欲がないけれど、アイスクリームなら食べられる。でも食事に時間がかかるため、すぐに溶けてしまって残念」という患者さん。病棟の冷凍庫に保存し、食べたい時に食べてもらってはどうかと相談もしましたが、患者さんには「看護師さんに面倒をかけたくない」という思いもありました。そこで、「溶けないアイスクリーム」ができないか、考えてみました。患者さんからは「ゆっくり食べても溶けずに最後までアイスを食べることができた」とおっしゃっていただけました。

ポイント

どんな味のアイスクリームでもつくれますので、好みの味で試してください。口腔、咽頭内で液状にならないため、むせがある方にも向いています。

recipe no.073 七夕ゼリー

こんな方に……
気分転換になる　季節感のある　甘いものが食べたい
食欲不振　嚥下困難　口内炎　吐き気

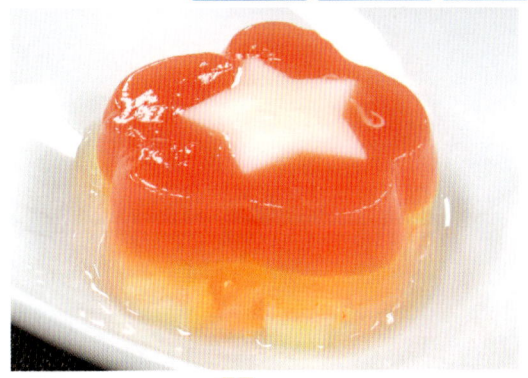

一人当たりエネルギー……**57**kcal
★たんぱく質 **2.3**g　★塩分 **0**g

材料（2人分）

[すいかゼリー]
すいか……80g
ゼラチン……1.5g

[牛乳ゼリー]
牛乳……40cc
ゼラチン……0.8g
砂糖……小さじ1

[りんごゼリー]
りんごジュース……80cc
ゼラチン……1.5g
角切り林檎……40g
砂糖……小さじ1

つくり方

1. すいかは種をとってすりおろし、鍋に入れ、分量のゼラチンを加えて火にかけて溶かし、荒熱をとる。りんごジュースも同様にゼラチンを溶かし、荒熱をとっておく。
2. 牛乳も1と同様にゼラチンを溶かし、荒熱をとる。バットに流し入れ、冷やし、固まったら星型の型で抜く。
3. 星型ゼリーをゼリーカップに入れ、その上からすいかゼリーを流し入れ冷やす。
4. 完全に固まったら、りんごゼリーを流し入れ、角切りりんごを入れる。冷やして固めれば完成。

story

　病気の心配や体力の低下、長引く入院生活の中で気分の落ち込んだ患者さんに、季節を感じてもらおうと、七夕をイメージした3色ゼリーをつくってみました。
　少し手間はかかりましたが、落ち込んでおられた患者さんに「すごくキレイ!!」と喜んでいただくことができました。がん患者の食事援助においては、味や食感、栄養だけでなく、食事を見た瞬間に笑顔になれるような見た目と、季節に合った意味づけが大切だと感じた瞬間でした。

間食・飲み物

栄養補助食品・添加剤の種類と特徴

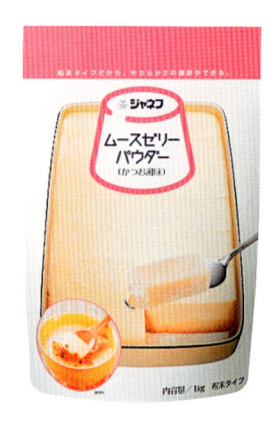

ムースゼリーパウダー（キユーピー株式会社）

エネルギー、タンパク質、亜鉛を強化したムースの素です。食材のつなぎや、おかゆに添加して使用できます。

ソフティア2ゲル（ニュートリー株式会社）

食品のゲル化剤の中でも、ソフティア2ゲルの特徴は、60℃でも溶解せずセットできることです。暑い季節でも室温で溶けず、寒い季節には温めても使用できます。味噌汁などを使った、温かいゼリーをつくることも可能です。

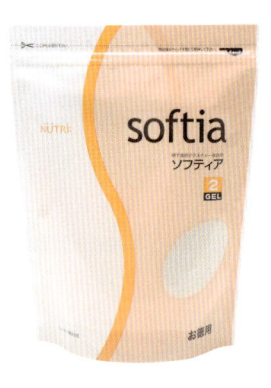

マクトンオイル（キッセイ薬品工業）

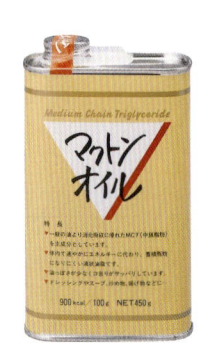

体内で速やかにエネルギーに代わり蓄積脂肪になりにくい液体油脂。油っぽさが少なく、口当たりがさっぱりしています。

アガー（各社製品あり）

寒天とゼラチンの間のような、プルッとした独特の食感で、常温で簡単に固まる手軽で扱いやすい凝固剤です。カラギーナンと呼ばれる海藻の抽出物からつくられ、透明感が高く美しい光沢があります。アガー自体は無味無臭なのであらゆる素材の風味を邪魔しません。非常に軟らかく軽い弾力を持っています。

患者さんの要望に合わせた
レシピづくりのヒント

患者さんが食事をとれない理由

　食べることに問題を抱えた患者さんの食事対応で一番大切なことは、わずかな量でも口から食事をとることで、気持ちの上での満足感を得ることです。少しでも消化管を使うことができれば、それが次の食事につながっていきます。たとえ食事をとれない状況が続いていても、食事提供の工夫を続けていると、ふと一口食べられたことがきっかけで、食欲が戻ってくることも少なくありません。

　がん患者さんが食べられない理由は本当にさまざまであり、そこに対応していくには患者さんの抱える問題はもちろん、それぞれの希望に応じた食事の工夫が必要です。

　がん患者さんが食事をとることができない理由には大きく3つのカテゴリーがあると考えています。

1. 心理的影響、食道の狭窄などの機能障害

　心理的な影響や食事を食べる機能の障害（消化管の狭窄や嚥下障害など）によって、食事をうまくとることができない患者さんがいます。

　がんを告知された時に覚える恐怖、苦悩、悲哀や憤怒などによって、食欲不振が生じる患者さんは少なくありません。また一度治療の副作用で嘔吐を経験した人が、その記憶によって嘔気・嘔吐が生じてしまう「予測性嘔吐」も、食欲を減退させます。

　一方、胃や食道の狭窄によって胸焼け、ゲップや吐き気が生じたり、嚥下障害があることで食欲が低下してしまう患者さんもおられます。

　これらの患者さんには、それぞれの嗜好や、懐かしい料理などを提供することで、食欲を回復してもらえることがあります。また、食品による飲み込みやすさの違いなど、食事に対する患者さんの細かな要望に応えていくことが大切です。

2. 治療の有害事象・鎮痛薬の影響

　抗がん剤での治療中は、口内炎や嘔気・嘔吐など、抗がん剤の有害事象によって食事摂取が苦痛となってしまう場合があります。この場合、生じている有害事象に対応した食事を考える必要があります。

　一方、疼痛緩和を行なっている患者さんの場合、食事の時間に鎮痛薬が切れて痛みを感じたり、逆に、食事時間と鎮痛薬の作用時間が重なることで、身体を起こせなくなり、食事をとることが難しくなることもあります。こうした方の場合、時間がたっても食べられるものや、冷めても食欲がわくようなメニューの工夫が必要です。

3. 体力・QOLの低下

　長い治療の過程で体力が低下し、食事量が

患者さんの要望に合わせたレシピ作りのヒント

減少している患者さんの場合、「どんな食事なら食べられるのか」「どんな食事を食べたいのか」という食事への希望を聞いた上で、体力に応じて少量でも栄養状態の向上につながるようなレシピを検討します。

一方、場合によっては栄養状態の改善は必ずしも優先せず、QOL 向上を主な目的にレシピを検討することもあります。例えば、摂食嚥下の観点からは少し逸脱したおからの料理や、出雲という私たちの地域の食材にこだわったメニューを提案したこともありました。

こうした「食べる喜び、楽しみ」を目的としたメニューは、個人の嗜好に偏ったものにもなりがちです。栄養士としては、教科書的な摂食嚥下障害や有害事象への対応とは少し異なる発想から提案したメニューをご紹介することには葛藤もありましたが、患者さんの思いに応える食事援助の実践のひとつの例として参考にしていただければ幸いです。

がん患者さんが食事を摂ることができない 3 つの理由とその対応

心理的影響、食道の狭窄など器質的理由
- 覚えている味、懐かしい料理
  →居酒屋風串焼き（74 ページ）、ふわとろオムライス（22 ページ）
- 食事の形態を調整
  →長芋おはぎ（99 ページ）、魚のすり身のゼリー寄せ（64 ページ）

治療の有害事象・鎮痛薬の影響
- 嘔気・嘔吐
  →焼きおにぎり（16 ページ）
- 味覚障害
  →ふわふわお好み焼き（21 ページ）、ちらし寿司（28 ページ）
- 鎮痛薬の影響（覚醒度が低い、痛みが出る）
  →フルーツサンドイッチ（100 ページ）

体力・QOL の低下
- どうしても○○が食べたい
  →カレーライス　うな重（30 ページ）
- シンプル、少量
  →フルーツ盛り合わせ（103 ページ）
- 楽に飲み込める
  →ゼリー、茶碗蒸し（93 ページ）

問題・要望別13のポイント

患者さんの要望を聞いても、必ずしもそれをそのままレシピに反映させることができるわけではありません。例えば「ご飯（主食）を食べられる」ということを「元気の証」として捉えている患者さんは「ご飯を食べたい」と希望されますが、その中には、ご飯のにおいをかぐと吐き気を催してしまう方もおられます。

以下に、そうした患者さんの要望や、抱えている問題別への対応を紹介します。皆さんのオリジナルレシピをつくる際の参考にしてください。

❶「食べ物の話をしたくない」

栄養・食事に期待感を持てない方、栄養士とのかかわりが難しい方への対応

★ 毎日病室に挨拶に行き、顔を覚えてもらう。食事の話題が出せるようになる関係性をつくる。
★ 直接的に食事の話題を取り上げず、雑談の中で、テレビに映るコマーシャルや料理番組のメニューなどからさりげなく食事のお話を聞く。
★ 食事が配膳されても「器のふたを開ける気持ちが起きない」という患者さんには、以下のような対応を考える。

☞ カードに栄養士や看護師からのメッセージを書き、メニューに添える
☞ ふたをサランラップにして、料理を見えるようにする
☞ 漬物（▶ 82, 83 ページ）、ご飯の添え物（梅干、佃煮のり、鯛味噌、日替わりのふりかけ）などを添え、「食べてほしい」という思いを伝える

❷「気分転換したい」「病院食に飽きた」

長期の入院で、病院食に飽きた方への対応

★ 盛りつけや皿を変える。
　☞ 1 プレート食にする（▶ 74 ページ）
　☞ 小児はお子様ランチ風に盛る
★ 香辛料、ハーブ、調味料の使い方を考える。
★ 一品だけでも、患者さんの希望メニューをつける。
★ 季節（旬）素材の料理を提供する。
★ 懐かしい料理、味を提供する。（実家の卵焼き、味噌汁などをイメージ）

③　「栄養をつけたい」
「ちょっとでも完食したい」
「元気になりたい」

食べる体力と意欲が低下してきている方への対応

★ 見た目の質感や量感を減らす。
　☞ 皿数を減らす（丼物＋漬物、主食1品＋主菜1品、カレーライスなど）
　☞ 器を小さくする
　☞ 一品の量を減らし、見た目よく盛る。松花堂弁当など
★ 噛む回数が少なくて済み、のどごしが良さそうと感じるメニュー（茶碗蒸し、ゼリー類）。
★ 膳や食器を軽くする（軽いと、食べる気持ちが起きる）。
★ 少しでも口にできるような味の工夫（香辛料、酸っぱいものを控える。大葉やパセリを添えるなど）。

④　「あっさりしたものがいい」
（漬物、果物やデザート、白米でない主食など）」

「しっかりした食事」と考えると負担になってしまう方への対応

★ メニュー集をベッドサイドに置き、気分のよい時に食べたいものを考えてもらう。
★ 負担にならないメニューの提供。
　☞ 食用バラのバラ水（写真）
★ 体力的な問題なのか、精神的な問題なのか、両面なのかを一緒に考える。
★ 氷（通常の氷のほか、レモン氷、GFO（▶121ページ）でつくった氷など）。
★ コーヒー、紅茶、ココアなど、飲料だけの提供を行う。

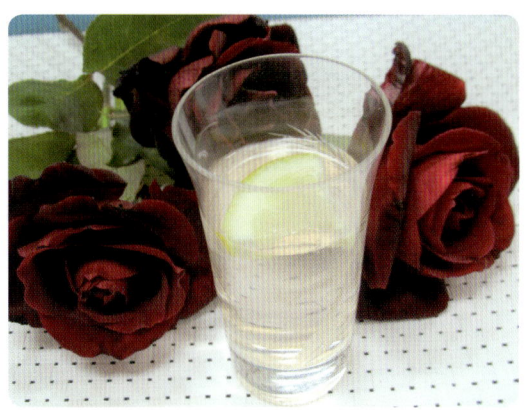

写真　食用バラのバラ水
食用バラ（島根県奥出雲薔薇園の「さ姫」）をシロップに漬け、一晩置き、氷水で薄めたもの。レモンを浮かべると淡いピンクになる。

⑤　「どうしても○○が食べたい」
「濃い味のものが食べたい」

「今、食べておきたい」という強い希望に応える

115

- ★ 入院前に食べて「おいしい」と思った、思い入れがあって今どうしても食べたい、と希望されるメニューを提供する。
- ★ 栄養的に不足しないように（野菜や海草嫌いなど）注意。希望を受け止めつつ、栄養バランスが取れた献立になるよう、共に考える。
  - ☞「八宝菜」（▶ 50 ページ）、麻婆豆腐（▶ 51 ページ）など中華料理は若い患者さんに人気がある。子どもには「手羽先の照り焼き」（▶ 48 ページ）などが好評
  - ☞「うな重」（▶ 30 ページ）、「ライスバーガー」（▶ 32 ページ）なども気持ちが明るくなると好評

❻「においが気になる」
（ご飯、魚、肉、煮物など）

**主食のご飯、主菜となる肉・魚、
副菜の煮物のにおいを苦痛に感じる方への対応**

- ★ 冷やして提供する。
- ★ 肉・魚団子をすまし汁でつくったゼリーで包む。
- ★ 肉料理の臭みを消す工夫は以下のとおり。
  - ☞ 新鮮な素材を使用する
  - ☞ しょうが、ねぎを用いて下処理や調理をする
  - ☞ 団子状にする
  - ☞ ギョウザのように包む
  - ☞ 揚げ物にする
- ★ 魚料理の臭みを消す工夫は以下のとおり。
  - ☞ 白身魚を使用する
  - ☞「噌味ホイル焼き」など、調味料を利かせた調理法
  - ☞ 団子状にする
- ★ 煮物の臭みを消す工夫は以下のとおり。
  - ☞ 冷まして提供（冬瓜、高野豆腐）
  - ☞ 塩で調味（豆腐、白菜、キャベツ）
- ★ ご飯の臭みを消す工夫
  - ☞ 焦げ目をつける（焼きおにぎり、チャーハン）
  - ☞ カレー粉を使用（カレーピラフ）
  - ☞ 冷やしたお茶づけ（わさび風味）

❼「口内炎が痛い」

口内炎が痛い・気になる方への対応

- ★ 口内炎の原因や口内炎に対する訴えは個々に異なるため、どんな食材、調理が合わないのかを聞く（一般的に口内炎の方に提供されるヨーグルトでも「しみる」という方もいる）。
- ★ 頭頸部や上部消化管に放射線治療する患者さんについては、医師や看護師から粘膜障害などの予測等の情報を聞く。
- ★ 刺激物をなくす（香辛料、酸味のあるもの）。

患者さんの要望に合わせた
レシピ作りのヒント

- ★ 硬い食材は控える。おかゆでも、米粒があたって痛いという人もいる。その場合は、おかゆを粗くミキサーにかける（▶ 45 ページ）。
- ★ 口内炎があると、食事量が減少しがちになるので、少量でも十分なカロリーをとれるよう検討する。
- ★ しみやすいもの（水気の多いもの、ドレッシング、冷たいもの、かぼちゃなど）は要注意。「ぶどうが駄目」という方もいた。
- ★ 「熱いものや冷たいものがしみる」という人には、常温で提供する。
- ★ 「食べ物が口内にあたって痛い」という方には、プリン、ゼリーを検討。
- ★ 「口唇が痛い」という方には、塩分がしみている可能性があるので塩分を減らす。また、煮物などでは、具材を小さくする。
- ★ 「痛くて口が開けない」という方には、患者さんの口の開け方を評価して、食べ物のサイズを調整する。

❽ 「口の中がカラカラで食べられない」

口渇のある方への対応

- ★ セルフケアとして、ガムを噛んでもらう。
- ★ 口渇のあるときは、口の中に甘味が残りやすいため、甘すぎるものは避ける。
- ★ 水分の多い調理にする。大根おろし、とろろ芋、寒天寄せそうめんなどが喜ばれる。
- ★ 口腔内に張りつきやすいメニュー（じゃがいも、かぼちゃ、ほうれん草、海草などの食材）は避ける。
- ★ かき氷やゼリー類（▶ 107 ページ）を提供する。

❾ 「吐き気がする」

嘔気・嘔吐のある方への対応

- ★ においが気になって吐き気を催している方への対応は、❻を参照。
- ★ 「食べるものを見ただけで吐き気がする」と言う人には、少量でも口にできるものはないかを聞く。
- ★ 食事の時間帯だけでなく、食べたいとき、食べられそうなときに自由に食べられるものを準備する。
  - ☞ フルーツサンドイッチ（▶ 100 ページ）など
- ★ 一品だけでも、常温ではなく、温かいもの、あるいは冷たいものを用意すると、吐き気を抑えられることもある。
- ★ 食事の量に圧迫感を感じる患者さんには、

117

少量提供するようにする。皿数を減らすだけでも圧迫感を減らすことにつながる。
- ★ シンプルでのどごしが良い料理、例えば冷やしそうめん、つけ麺、うどんなどの麺類を検討する。
- ★ シャーベット類（りんごや桃のシャーベット、など）。
- ★ 夏に好まれるメニューを提供。
  - ☞冷やしトマト
- ★ 飲み物だけの提供。
  - ☞生オレンジジュース（▶ 104 ページ）、ココア＆抹茶ミルク（▶ 105 ページ）
- ★ スープだけの提供
  - ☞コーンスープ（▶ 95 ページ）、じゃが芋スープ（▶ 76 ページ）

⑩ 「味がしない」「何を食べても苦い」「砂を噛んでいるみたい」

味覚の異常・変化への対応

一口に味覚の異常・変化といっても、下記のようにさまざまなパターンがあります。それぞれ、個別に検討する必要があります。

「味がしない」

- ★ 豆腐田楽など、味噌味は効果的。味がしなくてもにおいを感じることができる人にはだしをきかせたり、ごま、ゆず、レモンや酢などの香りあるものを利用する。メニューにレモンを添え、患者さん自身が搾って瞬間的に香りを楽しむ、など。
- ★ ケチャップやソースを利用して、やや濃い味つけにする。
  - ☞ケチャップご飯、焼きそば（▶ 38 ページ）、お好み焼き（▶ 21 ページ）。
- ★ 昔食べていた味、懐かしい味であれば、味を感じることができる患者さんもいる（実家で食べた卵焼きなど）。

「何を食べても苦い」

- ★ 飲み物からはじめてみる。
  - ☞コーヒー、ミルクティー、レモンティーなど（コーヒーはもともと苦いもの、という意識があるためか、美味しく飲めるという方がいます。コーヒーに生クリームを入れることで、カロリーも摂取でき、味もまろやかになります）

「甘味はわかる」

- ★ 甘味しか感じられないという方には、食事

> 患者さんの要望に合わせた
> レシピ作りのヒント

よりもデザートを提供することで食べてもらうことができる。
☞ プリン、ゼリー、フルーツ、シャーベット、抹茶、生ジュース、むせないパン粥（▶ 14 ページ）など

★ 「甘い味しかわからなくなったけれど、甘い物は嫌い」という方は、食欲が低下しがち。特に、間食や栄養剤がとれないために、カロリーも十分に摂取できない。そのような方には、無理に甘味のあるレシピを提供せず、むしろ塩、しょうゆ、味噌などで味を濃い目にしたほうがよい場合もある。
☞ 具なし味噌汁、野菜スープ、ポタージュ（▶ 88 ページ）など

「口の中がジャリジャリする」

★ 味覚が低下し、何を食べても砂を噛んでいるようで味を感じない人がいる。「口の中の膜が全部はげてしまい、痛くて、何を食べても砂を噛んでいるような感じ」など。
★ 口の中に食べ物があると違和感があるので、まずは流動系のものを出す。
☞ くず湯、おもゆ、バナナジュース（バナナ、牛乳、レモン）、トマトペースト（熟したトマトを湯剥きし、ミキサーにかけたもの）、すいかジュース（種を取り、ミキサーにかけたもの）、野菜のポタージュなど

「しょうゆの味をまったく感じなくなった」（煮物など）

★ かつおと昆布でとった濃いだしで味つけすると、味を感じてもらえることがある。
★ 口内炎などで口腔内が荒れていなければ、カレー粉、ケチャップ、ソースなどの、やや刺激の強い味つけが好評。
☞ カレーライス、チキンライス、お好み焼き、焼きそば（カレー粉を使って味つけしてもよい）

「冷たい物がしみる」

★ 食事を常温で提供する。
★ 冷たいものがしみるが、それでもデザートを食べたい、という患者さんもいる。アイスクリームは比較的早く口の中で溶けるので食べやすいが、シャーベットは口の中でなかなか溶けず、しみやすい。シャーベットをかき氷のように削って出すと、口の中で溶けやすく、喜ばれる。

「しょうゆ、塩がしみる」

★ たっぷりの野菜でだしをとり、煮物や和え物は肉を加えてうまみを出すなどして、しょうゆを控える。
★ 温泉卵（▶ 87 ページ）と一緒に食べると、痛

みが和らぐ。
* マヨネーズ味のレシピを取り入れる。
  ☞鶏肉のマヨネーズ焼き、ほうれん草のマヨネーズ和えなど

⑪「食事が漏れる」

口腔と上顎洞の瘻孔への対応

* 頭頸部がん手術後の方のなかには、鼻から水分や食べるものが出て困る患者さんがいる。その場合、食事の形態を調整すると、うまく飲み込めることがある。特に、料理の粘度調整がポイントとなる。
* 茶碗蒸しといった、一見漏れなさそうな食事でも、粘度をつけたほうがよい場合もある。
  ☞卵液に長芋、あるいは片栗粉を加えて調整する。一般に、ごま豆腐程度の粘度が食べやすいといわれる
* 瘻孔があったが、「うなぎが食べたい」という患者さんには、豆腐と長芋をミキサーにかけ、片栗粉をつなぎとして生地をつくり、うなぎのタレをつけてフライパンで焼いて、うなぎの蒲焼風にしたことがある。

⑫「食べたくない」「食べたいものがない」

食欲不振への対応

食欲不振の要因はさまざまですが、代表的なものとその対応をあげます。

「味つけの工夫」

* 味が薄い。
  ☞味を濃くする。ただし、食欲が回復した後に濃い味つけでないと食べられなくなってしまわないよう、「食べたい一品」だけを濃い味つけにするなど、調整する
* ケチャップやソース味で変化をつける。
  ☞オムライス、チキンライスなど
* かゆ食の方でも、**梅や塩、のりの佃煮、鯛味噌**など、日替わりで変化をつける。

「不安・抑うつによる食欲不振」

* 昔懐かしい味、家庭の味や料理を再現する。
  ☞毎朝家庭で食べていたハムエッグ（▶73ページ）、だし巻き卵、赤だしの味噌汁など
* 香りが懐かしいもの。
  ☞焼きたてのアンパン

「倦怠感や発熱による食欲不振」

★ さっぱりしたもの。
　☞ 酢の物、浅漬けなど
　☞ ポン酢かけうどん
★ 大きさや形態を食べやすくする。
　☞ 皮を湯剥きしたトマト、ひと口サイズにカットしたフルーツなど
★ クリーム系のレシピ。
　☞ グラタン、ポタージュスープなど
★ 冷たいもの。
　☞ アイスクリーム、GFO氷（写真）、フルーツシャーベット

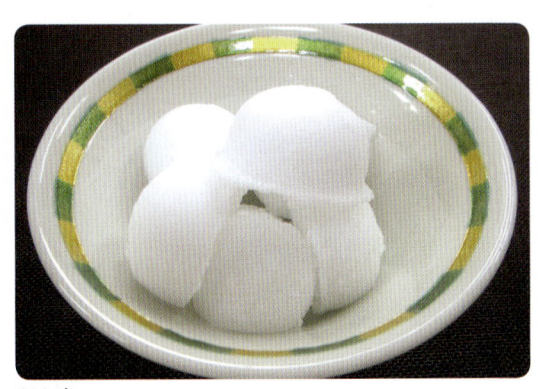

GFO氷
粉末清涼飲料 GFO（大塚製薬®）1袋（15g）を 100cc の水に溶かし、凍らせる。

13 「長時間身体を起こせない」「早く食べられない」

体力低下への対応

★ 口の中で噛まなくても食べれるもの
　☞ 飲み物、バナナジュース（夏場はにおいが気になる場合があるので、氷を入れて冷たくする）
★ 一口サイズのフルーツ。
★ 冷やした料理、ひんやりした料理。
　☞ 卵豆腐（▶ 86 ページ）、冷やし茶碗蒸し、冷製ポタージュ（かぼちゃ、じゃがいも）

患者さんの要望を聞くときは……

食事を検討するにあたっては、患者さんの要望を聞いておくことが大切です。入院時はもちろんのこと、患者さんの食が進んでいないとき、困っているときなど、その時々で確認しておくとレシピづくりのアイデアにつながります。

「どんな料理が懐かしいですか？」
「入院前にはどんなものが好きだったんですか？」
「思い出に残っている食事はありますか？」
「テレビを見ていて食べたいと思ったものはありますか？」

患者さんの要望に合わせたレシピ作りのヒント

逆引き INDEX

患者さんの要望から探す

▶「○○が食べたい」
　うな重（うなぎが食べたい）……030
　おはぎ（お餅が食べたい）……098
　寒天寄せそうめん（麺類が食べたい）……036
　キャベツの漬物（漬物が食べたい）……082
　じゃがいも餅（お餅が食べたい）……096
　しょうゆラーメン（ラーメンが食べたい）……037
　粒粒うどん（うどんが食べたい）……025
　ちらし寿司（ちらし寿司が食べたい）……028
　長芋おはぎ（お餅が食べたい）……099
　白菜の漬物（漬物が食べたい）……079
　ハムエッグ（ハムエッグが食べたい）……073
　むせないパン粥（パンが食べたい）……014

▶「あっさりしたものが食べたい」
　浅漬け三種盛り……083
　エビと春雨のサラダ……091
　かれいの干物……063
　寒天寄せそうめん……036
　キャベツの漬物……082
　じゃがいもスープ……076
　大根おろしのかつぶしかけ……080
　卵豆腐……086
　とろろ芋……078
　長芋そうめん……090
　白菜の漬物……079
　フルーツ盛り合わせ……103
　フルーツヨーグルト……102
　焼きおにぎり……010

▶「季節感のあるものが食べたい」
　うな重……030
　おはぎ……098
　七夕ゼリー……109
　長芋おはぎ……099

▶「気分転換になる」
　居酒屋風串焼き……074
　軍艦巻き……029
　ココア & 抹茶ミルク……105
　サツマイモのオレンジ煮……084
　しょうゆラーメン……037
　七夕ゼリー……109
　天津飯……034
　溶けないアイスクリーム……108
　豚肉のしゃぶしゃぶ梅マヨかけ……092
　フルーツ盛り合わせ……103
　野菜たっぷりがんもどき……068
　ライスバーガー……032

▶「味の濃いものが食べたい」
　揚げギョウザ……066
　うな重……030
　しょうゆラーメン……037
　白身魚の煮つけ……060
　手羽先の照り焼き……048
　ナポリタン……024
　麻婆豆腐……051
　焼きそば……038
　焼きうどん……040

▶「甘いものが食べたい」
　おはぎ……098
　七夕ゼリー……109
　溶けないアイスクリーム……108
　長芋おはぎ……099
　ぶどうゼリー & オレンジゼリー……107
　フルーツサンドイッチ……100
　フルーツヨーグルト……102
　フルーツ盛り合わせ……103

▶「少しでも口にしたい」
　いなり寿司……018
　軍艦巻き……029
　紅茶 & くず湯……106
　じゃがいもスープ……076
　大根おろしのかつおぶしかけ……080
　茶碗蒸し……093

▶「酸っぱいものが食べたい」
　きゅうりとわかめとエビの酢の物……081

▶「水分ならとれそう」
　　かぼちゃの簡単ポタージュ……088
　　紅茶＆くず湯……106
　　ココア＆抹茶ミルク……105
　　コーンスープ……095
　　じゃがいもスープ……076
　　生オレンジジュース……104

▶「懐かしい味のものが食べたい」
　　浅漬け三種盛り……083
　　いなり寿司……018
　　おはぎ……098
　　だし巻き卵……070
　　ナポリタン……024
　　白菜の漬物……079
　　ハムエッグ……073
　　ぶどうゼリー＆オレンジゼリー……107
　　焼きそば……038
　　割り子そば……042

▶「何も食べたくない」「何を食べたいかわからない」
　　浅漬け三種盛り……083
　　居酒屋風串焼き……074
　　エビと春雨のサラダ……091
　　温泉卵……087
　　カラフルサンドイッチ……026
　　キャベツの漬物……082
　　ココア＆抹茶ミルク……105
　　コーンスープ……095
　　茶碗蒸し……093
　　とろろ芋……078
　　ナポリタン……024
　　生オレンジジュース……104
　　パスタムース……020
　　ぶどうゼリー＆オレンジゼリー……107
　　焼きうどん……040
　　焼きそば……038
　　野菜たっぷりがんもどき……068
　　割り子そば……042

▶「においが気になる」
［魚のにおいが気になる］
　　かれいの干物……063
　　魚のすり身のゼリー寄せ……064
　　魚のおろし包み……065
　　刺身ゼリー……089
　　サバの味噌煮……062
　　白身魚の煮つけ……060
　　白身魚のふわふわ卵焼き……046
　　焼き鮭のおろし添え……058
　　軟らかフィッシュバーグ……067
［肉のにおいが気になる］
　　揚げギョウザ……066
［ご飯のにおいが気になる］
　　いなり寿司……018
　　ちらし寿司……028
　　焼きおにぎり……106
［豆腐のにおいが気になる］
　　ごま豆腐……094
［豆乳のにおいが気になる］
　　豆乳茶碗蒸しのそぼろあんかけ……056

▶「病院食に飽きた」「病院食が合わない」
　　居酒屋風串焼き……074
　　彩り蒸し豆腐……054
　　カラフルサンドイッチ……026
　　ごま豆腐……094
　　サツマイモのオレンジ煮……084
　　手づくりシウマイ……075
　　手羽先の照り焼き……048
　　天津飯……034
　　豆乳茶碗蒸しのそぼろあんかけ……056
　　長芋そうめん……090
　　ふわふわお好み焼き……021
　　ふわとろオムライス……022
　　明太子入り卵焼き……072
　　豚肉のしゃぶしゃぶ梅マヨかけ……092
　　洋風春野菜おじや……044
　　ライスバーガー……032

▶「野菜が苦手」
　　かぼちゃの簡単ポタージュ……088
　　野菜たっぷりがんもどき……068
　　八宝菜……050
　　じゃがいもスープ……076

▶「軟らかいものが食べたい」
　　おから団子……052
　　温泉卵入りおかゆ……045
　　粒粒うどん……025

123

パスタムース……020
ふわとろオムライス……022
ふわふわお好み焼き……021
焼きうどん……040
野菜入りおじや……043

患者さんの属性から探す

▶若者向け
カラフルサンドイッチ……026
サツマイモのオレンジ煮……084
手羽先の照り焼き……048
ライスバーガー……032

▶小児向け
かぼちゃの簡単ポタージュ……088
軍艦巻き……029
コーンスープ……095
じゃがいも餅……096
手づくりシウマイ……075
豆乳茶碗蒸しのそぼろあんかけ……056
ふわとろオムライス……022
ライスバーガー……032

患者さんの問題から探す

▶噛めない、開口困難
おから団子……052
魚のおろし包み……065
じゃがいも餅……096
むせないパン粥……014
明太子入り卵焼き……072
野菜入りおじや……043

▶嚥下困難
彩り蒸し豆腐……054
温泉卵……087
かぼちゃの簡単ポタージュ……088
寒天寄せそうめん……036
紅茶＆くず湯……106
ごま豆腐……094
コーンスープ……095
魚のすり身のゼリー寄せ……064

刺身ゼリー……089
じゃがいもスープ……076
じゃがいも餅……096
七夕ゼリー……109
卵豆腐……086
白身魚のふわふわ卵焼き……046
茶碗蒸し……093
粒粒うどん……025
豆乳茶碗蒸しのそぼろあんかけ……056
溶けないアイスクリーム……108
とろろ芋……078
長芋おはぎ……099
パスタムース……020
ぶどうゼリー＆オレンジゼリー……107
ふわとろオムライス……022
ふわふわお好み焼き……021
麻婆豆腐……051
むせないパン粥……014
野菜入りおじや……043
軟らかフィッシュバーグ……067

▶食欲不振
浅漬け三種盛り……083
居酒屋風串焼き……074
いなり寿司……018
彩り蒸し豆腐……054
うな重……030
エビと春雨のサラダ……091
おから団子……052
おはぎ……098
温泉卵……087
温泉卵入りおかゆ……045
かぼちゃの簡単ポタージュ……088
かれいの干物……063
寒天寄せそうめん……036
キャベツの漬物……082
きゅうりとワカメとエビの酢の物……081
軍艦巻き……029
紅茶＆くず湯……106
ココア＆抹茶ミルク……105
サツマイモのオレンジ煮……084
しょうゆラーメン……037
白身魚のふわふわ卵焼き……046

大根おろしのかつおぶしかけ……080
だし巻き卵……070
七夕ゼリー……109
茶碗蒸し……093
ちらし寿司……028
粒粒うどん……025
手づくりシウマイ……075
手羽先の照り焼き……048
天津飯……034
豆乳茶碗蒸しのそぼろあんかけ……056
溶けないアイスクリーム……108
長芋おはぎ……099
長芋そうめん……090
ナポリタン……024
生オレンジジュース……104
白菜の漬物……079
パスタムース……020
八宝菜……050
ハムエッグ……073
豚肉のしゃぶしゃぶ梅マヨかけ……092
フルーツサンドイッチ……100
フルーツ盛り合わせ……103
フルーツヨーグルト……102
ふわとろオムライス……022
ふわふわお好み焼き……021
麻婆豆腐……051
明太子入り卵焼き……072
焼きうどん……040
焼きおにぎり……016
焼き鮭のおろし添え……058
焼きそば……038
野菜入りおじや……043
野菜たっぷりがんもどき……068
ライスバーガー……032
割り子そば……042

▶吐き気
カラフルサンドイッチ……026
きゅうりとワカメとエビの酢の物……081
軍艦巻き……029
ココア＆抹茶ミルク……105
コーンスープ……095
魚のおろし包み……065

じゃがいもスープ……076
白身魚の煮つけ……060
白身魚のふわふわ卵焼き……046
七夕ゼリー……109
卵豆腐……086
ぶどうゼリー＆オレンジゼリー……107
フルーツサンドイッチ……100
フルーツ盛り合わせ……103
フルーツヨーグルト……102
ふわとろオムライス……022
ふわふわお好み焼き……021
焼き鮭のおろし添え……058
野菜入りおじや……043
洋風春野菜おじや……044

▶味覚の変化
揚げギョウザ……066
いなり寿司……018
おはぎ……098
かれいの干物……063
キャベツの漬物……082
サバの味噌煮……062
しょうゆラーメン……037
白身魚の煮つけ……060
ちらし寿司……028
手づくりシウマイ……075
とろろ芋……078
長芋おはぎ……099
フルーツヨーグルト……102
ふわとろオムライス……022
ふわふわお好み焼き……021
焼きうどん……040
焼きおにぎり……016
焼きそば……038

▶口内炎
温泉卵入りおかゆ……045
かぼちゃの簡単ポタージュ……088
ココア＆抹茶ミルク……105
ごま豆腐……094
コーンスープ……095
じゃがいもスープ……076
七夕ゼリー……109
卵豆腐……086

茶碗蒸し……093
　溶けないアイスクリーム……108
　粒粒うどん……025
　パスタムース……020
　むせないパン粥……014
▶抑うつ
　うな重……030
　カラフルサンドイッチ……026
　手羽先の照り焼き……048
　ライスバーガー……032
▶体力低下
　温泉卵……087
　寒天寄せそうめん……036
　天津飯……034
▶下痢
　ふわとろオムライス……022
▶口渇
　温泉卵……087
　ココア＆抹茶ミルク……105
　卵豆腐……086
　生オレンジジュース……104

食材から探す

▶卵
　温泉卵……087
　温泉卵入りおかゆ……045
　カラフルサンドイッチ……026
　白身魚のふわふわ卵焼き……046
　だし巻き卵……070
　卵豆腐……086
　茶碗蒸し……093
　粒粒うどん……025
　天津飯……034
　豆乳茶碗蒸しのそぼろあんかけ……056
　ハムエッグ……073
　ふわとろオムライス……022
　むせないパン粥……014
　明太子入り卵焼き……072
　洋風春野菜おじや……044
▶魚介類
　うな重……030

　エビと春雨のサラダ……091
　かれいの干物……063
　きゅうりとワカメとエビの酢の物……081
　魚のおろし包み……065
　魚のすり身のゼリー寄せ……064
　刺身ゼリー……089
　サバの味噌煮……062
　白身魚の煮つけ……060
　白身魚のふわふわ卵焼き……046
　焼き鮭のおろし添え……058
　軟らかフィッシュバーグ……067
▶肉
　揚げギョウザ……066
　居酒屋風串焼き……074
　手づくりシウマイ……075
　手羽先の照り焼き……048
　八宝菜……050
　豚肉のしゃぶしゃぶ梅マヨかけ……092
　ライスバーガー……032
▶野菜
［豆腐・おから・豆乳］
　彩り蒸し豆腐……054
　おから団子……052
　豆乳茶碗蒸しのそぼろあんかけ……056
　麻婆豆腐……051
　野菜たっぷりがんもどき……068
　軟らかフィッシュバーグ……067
［葉物］
　浅漬け三種盛り……083
　居酒屋風串焼き……074
　エビと春雨のサラダ……091
　カラフルサンドイッチ……026
　キャベツの漬物……082
　きゅうりとワカメとエビの酢の物……081
　白菜の漬物……079
　八宝菜……050
　豚肉のしゃぶしゃぶ梅マヨかけ……092
　焼きうどん……040
　焼きそば……038
　野菜入りおじや……043
　洋風春野菜おじや……044

［根菜］
　居酒屋風串焼き……074
　かぼちゃの簡単ポタージュ……088
　コーンスープ……095
　魚のおろし包み……065
　じゃがいもスープ……076
　大根おろしのかつおぶしかけ……080
　八宝菜……050
　焼き鮭のおろし添え……058
　野菜入りおじや……043
　野菜たっぷりがんもどき……068
　洋風春野菜おじや……044

［芋類］
　彩り蒸し豆腐……054
　魚のおろし包み……065
　サツマイモのオレンジ煮……084
　じゃがいもスープ……076
　じゃがいも餅……096
　とろろ芋……078
　長芋おはぎ……099
　長芋そうめん……090
　ふわふわお好み焼き……021
　野菜たっぷりがんもどき……068

［フルーツ／甘味類］
　おはぎ……098
　紅茶＆くず湯……106
　ココア＆抹茶ミルク……105
　ごま豆腐……094
　七夕ゼリー……109
　溶けないアイスクリーム……108
　長芋おはぎ……099
　生オレンジジュース……104
　ぶどうゼリー＆オレンジゼリー……107
　フルーツサンドイッチ……100
　フルーツ盛り合わせ……103
　フルーツヨーグルト……102

▶乳製品
　かぼちゃの簡単ポタージュ……088
　カラフルサンドイッチ……026
　コーンスープ……095
　七夕ゼリー……109
　溶けないアイスクリーム……108
　フルーツヨーグルト……102
　むせないパン粥……014

▶炭水化物
［麺類］
　エビと春雨のサラダ……091
　寒天寄せそうめん……036
　しょうゆラーメン……037
　粒粒うどん……025
　ナポリタン……024
　パスタムース……020
　焼きうどん……040
　焼きそば……038
　割り子そば……042

［パン］
　カラフルサンドイッチ……026
　フルーツサンドイッチ……100
　むせないパン粥……014

［ご飯（米飯）］
　いなり寿司……018
　うな重……030
　温泉卵入りおかゆ……045
　軍艦巻き……029
　ちらし寿司……028
　天津飯……034
　ふわとろオムライス……022
　焼きおにぎり……016
　野菜入りおじや……043
　洋風春野菜おじや……044
　ライスバーガー……032

看護ワンテーマ BOOK
がん専任栄養士が患者さんの声を聞いてつくった
73 の食事レシピ

著	川口美喜子　青山広美
発行者	株式会社医学書院
	代表取締役　金原　優
	〒113-8719　東京都文京区本郷 1-28-23
	TEL 03-3817-5600（社内案内）
発行	2011 年 11 月 1 日　第 1 版第 1 刷©
	2011 年 12 月 15 日　第 1 版第 2 刷
印刷・製本	アイワード

本書の
複製権・翻訳権・上映権・譲渡権・公衆送信権（送信可能化権を含む）は
（株）医学書院が保有します。

ISBN 978-4-260-01477-9

本書を無断で複製する行為（複写、スキャン、デジタルデータ化など）は、
「私的使用のための複製」など著作権法上の限られた例外を除き禁じられて
います。大学、病院、診療所、企業などにおいて、業務上使用する目的（診療、
研究活動を含む）で上記の行為を行うことは、その使用範囲が内部的であっ
ても、私的使用には該当せず、違法です。また私的使用に該当する場合であっ
ても、代行業者等の第三者に依頼して上記の行為を行うことは違法となり
ます。

JCOPY 〈(社)出版者著作権管理機構　委託出版物〉
本書の無断複写は著作権法上での例外を除き禁じられています．複写される
場合は、そのつど事前に、(社)出版者著作権管理機構（電話 03-3513-6969、
FAX 03-3513-6979、info@jcopy.or.jp）の許諾を得てください．